餐桌上的中药

董飓威 ◎ 主

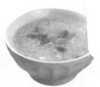

U0304606

吉林科学技术出版社

图书在版编目（CIP）数据

餐桌上的中药 / 董飐威主编. -- 长春 ：吉林科学
技术出版社，2023.9
ISBN 978-7-5744-0869-2

Ⅰ. ①餐… Ⅱ. ①董… Ⅲ. ①药膳 Ⅳ. ①R247.1

中国国家版本馆CIP数据核字(2023)第183957号

餐桌上的中药

CANZHUO SHANG DE ZHONGYAO

主　　编　董飐威
出 版 人　宛　霞
策划编辑　穆思蒙　张　超
全案策划　郁海彤
责任编辑　王聪会
封面设计　韩海静
内文制作　郭红玲
幅面尺寸　170 mm×240 mm
字　　数　250千字
印　　张　14
印　　数　1—20 000册
版　　次　2023年10月第1版
印　　次　2023年10月第1次印刷
出　　版　吉林科学技术出版社
发　　行　吉林科学技术出版社
地　　址　长春市福祉大路5788号龙腾国际大厦A座
邮　　编　130118
发行部电话/传真　0431-81629398　81629530　81629531
　　　　　　　　　81629532　81629533　81629534
储运部电话　0431-86059116
编辑部电话　0431-81629517
印　　刷　三河市南阳印刷有限公司
书　　号　ISBN 978-7-5744-0869-2
定　　价　59.00元

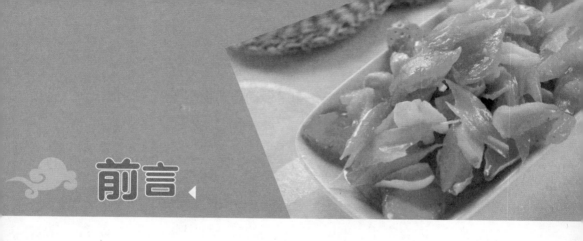

前言

古人云，"民以食为天""药补不如食补"。随着生活水平的不断提高，人们对中医药的认识也不断完善，越来越多的人选择把中草药作为食材，制作成各种美味的药膳摆在餐桌上，以达到强身健体、延年益寿、保健防病的目的。

所谓药膳就是在中医学、烹饪学和营养学理论指导下，严格按照药膳配方，将中药与某些具有药用价值的食物相配，采用中国独特的饮食烹调技术和现代科学方法制作而成的，具有一定色、香、味、形的食品。

药膳起源于中国传统的饮食和中医食疗文化，是中国传统的医学知识与烹调经验相结合的产物。它"寓医于食"，既将药物作为食物，又将食物赋以药用，药借食力，食助药威，二者相辅相成，相得益彰，既具有较高的营养价值，又可防病、治病。

药膳是中医学的一个重要组成部分，是中华民族历经数千年不断探索、积累而逐渐形成的独具特色的一门临床实用学科，是中华民族祖先遗留下来的宝贵文化遗产。几千年来，中国传统医学一直十分重视饮食调养与健康长寿的辩证关系，它包括食疗，即用饮食调理起到养生和防病、治病的作用，以及药膳，即用食物与药物配伍制成膳食起到养生和防治疾病的作用。

本书综合考虑各方面的因素，精心挑选出了 31 种保健功效显著、入馔味道好、应用广泛且餐桌上较为常见的中药材整合成集，图文并茂，方便辨识，内容实用。书中对所提到的每一种中药，在性味归经、功效主治、适宜人群、忌用人群等方面进行了翔实的介绍和说明，并挑选了 200 多种美味药膳的制作食谱，包括养生粥、可口菜肴、美味汤羹、茶饮补酒等，希望可以帮助读者结合自身实际，科学地使用中草药，使读者在家就能享受到药膳带来的美味与健康。值得注意的是，药膳是预防和辅助治疗的手段，切不可完全依靠药膳治疗疾病，以免耽误病情，错过最佳的治疗时机。

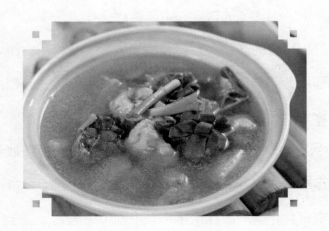

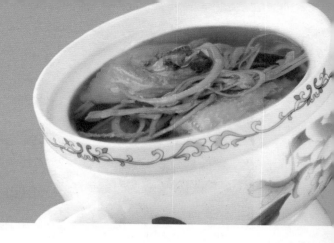

目录

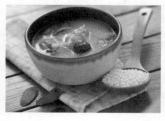
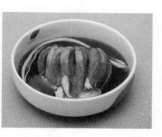

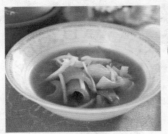

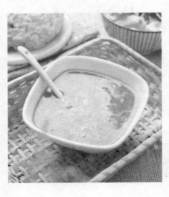

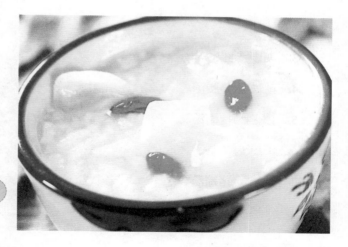
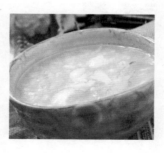

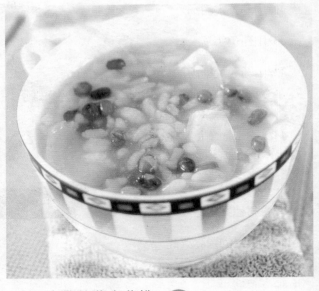

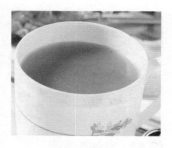

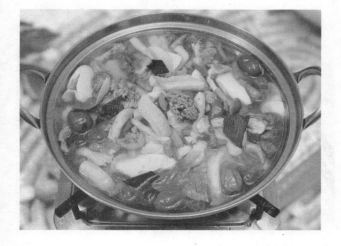

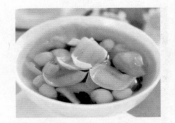

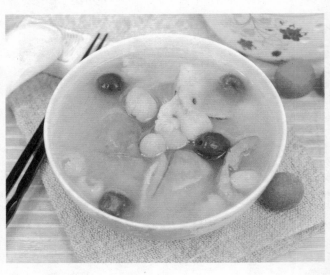

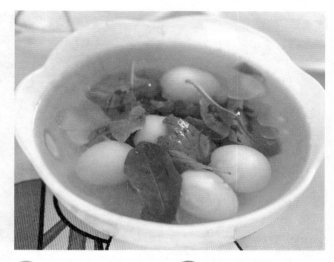

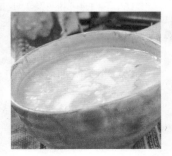

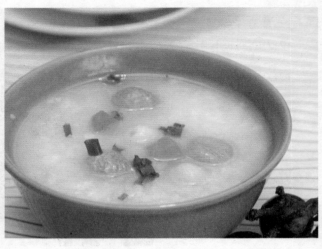

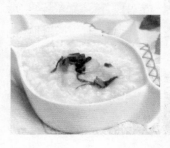

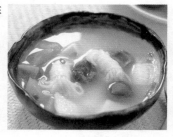
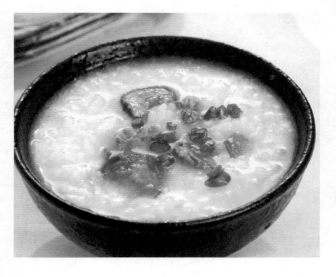

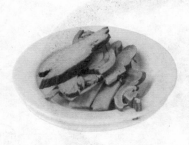

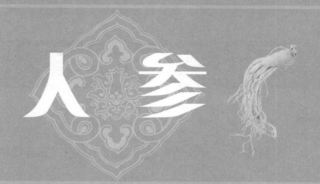

人参

食材档案

【别　　名】神草、鬼盖、地精。

【性味归经】性微温，味甘、微苦；归脾、肺、心、肾经。

【功效主治】大补元气，复脉固脱，补脾益肺，生津养血，安神益智。

【适宜人群】大病、久病所致元气虚极欲脱，气息微弱者。

【忌用人群】阴虚火旺者，感冒未愈者，内有实火者，高血压、高脂血症患者。

【配伍须知】不宜与藜芦、五灵脂同用，服药期间不宜喝浓茶。

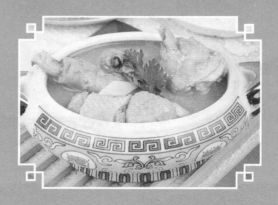

🍜 餐桌上的营养菜式

粥

人参五味粥

材料准备

人参10克，五味子10克，麦冬10克，粳米150克，白糖25克。

○ 制作方法

❶人参润透，麦冬砸扁，去内梗，洗净；五味子洗净，去杂质；粳米淘洗干净。❷粳米、人参、五味子、麦冬同放砂锅内，加清水800毫升，置旺火上烧沸，再用小火煮35分钟，加入白糖搅匀即成。

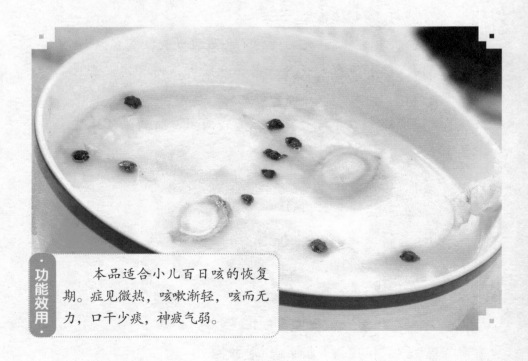

· 功能效用 ·
本品适合小儿百日咳的恢复期。症见微热，咳嗽渐轻，咳而无力，口干少痰，神疲气弱。

菜肴

鲜人参炖乌鸡

材料准备

鲜人参2根，乌鸡650克，猪瘦肉200克，金华火腿30克，葱段、大蒜各适量，调味料适量。

○ 制作方法

❶乌鸡去毛后，在腹部开刀去内脏；猪瘦肉洗净切小块；金华火腿切粒；鲜人参洗净切小段。❷把所有的肉料焯去血污，再把肉料和其他原材料装入盅内，加适量水小火炖4小时。❸在炖好的汤中，依据个人的口味喜好加入调味料即可。

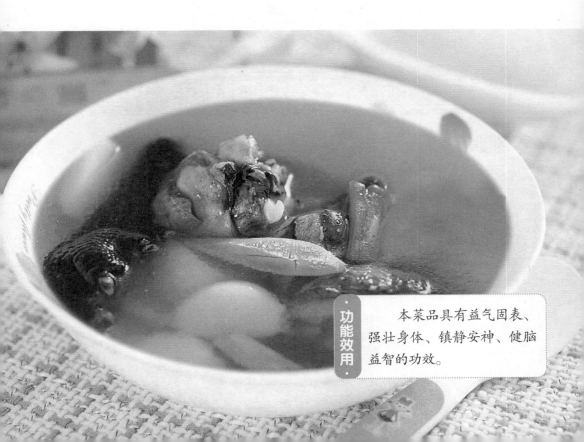

功能效用

本菜品具有益气固表、强壮身体、镇静安神、健脑益智的功效。

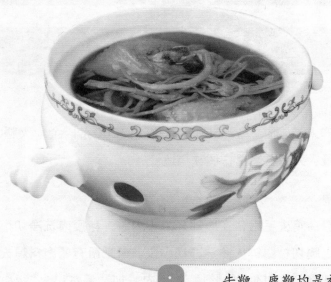

·功能效用·

牛鞭、鹿鞭均是补肾壮阳的良药；人参、西洋参、沙参可益气补虚、滋阴润燥，本菜品可改善阳痿症状。

三参炖二鞭

材料准备

牛鞭200克，鹿鞭200克，西洋参5克，人参5克，沙参5克，老母鸡1只，盐适量。

○ 制作方法

①牛鞭、鹿鞭削去尿管，切成片。②西洋参、人参、沙参洗干净；老母鸡去内脏，洗净。③所有食材放到砂锅里，加水大火煮开后，转小火煲3小时，再调入盐即可。

汤羹

人参糯米鸡汤

材料准备

人参片8克，红枣15克，糯米20克，鸡腿1只，盐适量。

制作方法

①糯米淘洗干净，用清水泡1小时，沥干；红枣洗净。②鸡腿剁块，洗净，汆烫后捞起，再冲净。③将糯米、鸡腿块、人参片和红枣放入炖锅，加适量水，用大火煮开，再转小火炖至肉熟米烂，加盐调味即可。

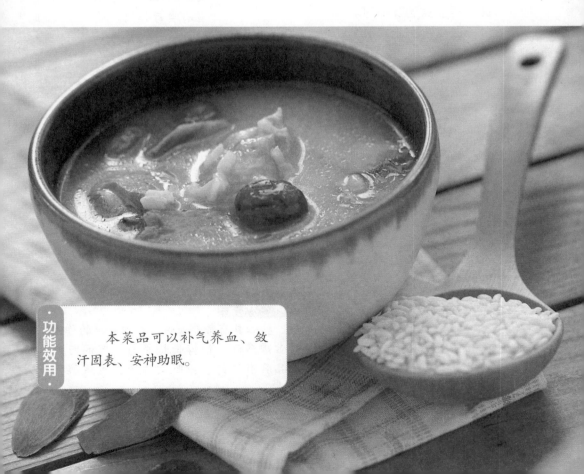

功能效用

本菜品可以补气养血、敛汗固表、安神助眠。

鲜人参乳鸽汤

材料准备

鲜人参9克，乳鸽1只，红枣15克，姜5克，盐3克。

制作方法

①乳鸽收拾干净；鲜人参洗净；红枣洗净，泡发去核；姜洗净，切片。②乳鸽入沸水中氽去血水后捞出。③把乳鸽、鲜人参、红枣、姜片一起放入汤煲中，加适量水，以大火炖煮35分钟，再加盐调味即可。

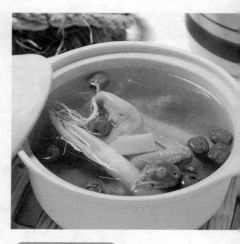

·功能效用·

此汤可以补气养血、生血健体、补益心脾，对贫血、冠心病、宫寒不孕者有食疗作用。

人参当归猪心汤

材料准备

人参3克，当归5克，猪心1个，葱花2克，盐少许。

制作方法

①将人参、当归分别切片，填入切开洗净的猪心内。②把猪心放在砂锅中，加适量水，用小火炖熟后用盐调味，再撒上葱花即可。

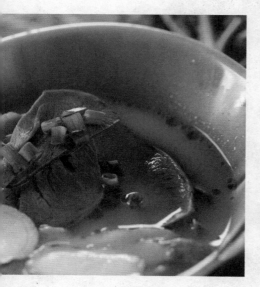

·功能效用·

猪心具有营养血液、养心安神的作用，对心虚多汗、惊悸恍惚等有一定的疗效。本品具有镇静、催眠的作用，可缓解紧张情绪。

人参乌鸡汤

材料准备

人参10克　　　乌鸡1只　　　盐少许　　　生姜少许

制作方法

❶人参洗净泡软后切片；生姜洗净切片。❷乌鸡清除内脏后，用流水洗净。❸把准备好的人参片装入乌鸡腹中，然后将乌鸡放入砂锅内，放入姜片，加适量水隔水炖至乌鸡肉熟烂，加入盐调味即可。

· 功能效用 ·

本品可益气补虚，适合产后恶露不绝者食用。

茶酒

人参壮阳茶

材料准备

人参9克　　　茶叶3克

制作方法

❶人参、茶叶洗净备用。❷把人参、茶叶放进锅中，加水煮茶。

· 功能效用 ·

人参可以补元气、温肾壮阳，善疗男子阳痿早泄。男性更年期综合征者用人参泡茶饮用，多有益处。本品能壮阳补元，强肾益气，适用于阳痿不举，或举而不坚等男性性功能障碍者饮用。

党参

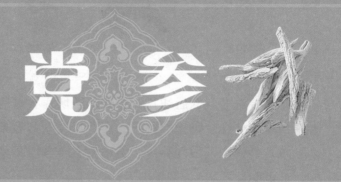

食材档案

【别　　名】狮头参、中灵草。

【性味归经】性平，味甘；归脾、肺经。

【功效主治】益肺阴、清虚火、生津止渴。用于肺虚久嗽、
失血、咽干口渴、虚热烦倦、胃火牙痛。

【适宜人群】肺热燥咳、四肢倦怠者，肺结核、慢性肝炎
等疾病患者。

【忌用人群】体质虚寒、胃有寒湿者，咳嗽、消化不良、
流行性感冒患者。

【配伍须知】忌与藜芦配伍。

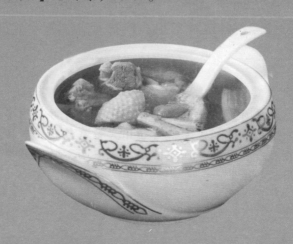

餐桌上的营养菜式

粥

黑米党参山楂粥

材料准备

黑米100克，党参15克，山楂10克，冰糖10克。

制作方法

①黑米淘洗干净，用冷水浸泡3小时，捞起，沥干水分。②党参洗净、切片；山楂洗净，去核切片。③锅内加入适量冷水，将黑米、山楂片、党参片放入锅中，先用大火烧沸，然后转小火煮45分钟，待米粥熟烂，调入冰糖（也可以用红糖，口味会更香甜）即可盛起食用。

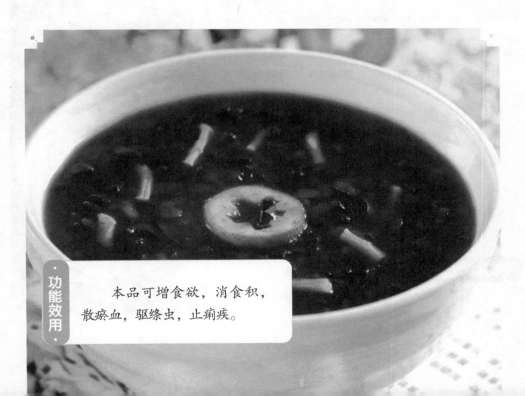

功能效用

本品可增食欲，消食积，散瘀血，驱绦虫，止痢疾。

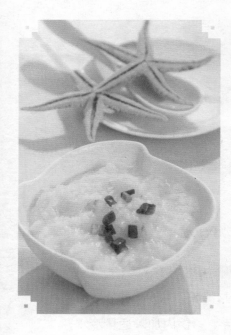

党参百合冰糖粥

材料准备

大米100克，党参、百合各20克，冰糖8克，葱花2克。

制作方法

❶大米洗净，放入锅中熬煮。❷大米煮到半熟时，将洗净的党参、百合一起放入锅中。❸加入冰糖，待粥熟后撒上葱花即可食用。

·功能效用·

党参有补脾益肺、养血生津的作用，还有扩张血管，降低血压、血糖等功效；百合有润肺清心、定心安神的作用。此粥尤其适合老年人服用。

党参红枣粥

材料准备

党参20克，粳米150克，红枣2枚，白糖15克。

制作方法

❶党参润透后切成4厘米长的段待用。❷粳米用清水淘洗干净；红枣洗净，去核，备用。❸粳米、党参、红枣一同放砂锅内，加适量清水，置旺火上烧沸，再用小火煮35分钟，加入白糖，搅匀即成。

·功能效用·

本品适合经期延后，色暗量少，小腹冷痛，得热则减者食用。

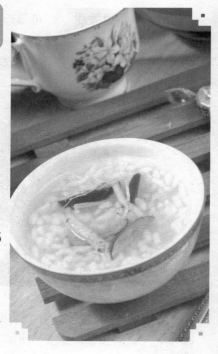

菜肴

党参煮土豆

材料准备

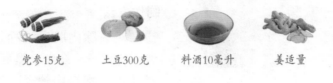

党参15克　　土豆300克　　料酒10毫升　　姜适量

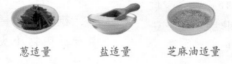

葱适量　　　盐适量　　　芝麻油适量

○ 制作方法

①党参洗净，润透，切寸段；土豆去皮，切薄片；姜切片，葱切段。②炖锅内加水，然后将党参段、土豆片、姜片、葱段、料酒同时放入炖锅内，加水，置大火上烧沸。③用小火烧煮35分钟，加入盐、芝麻油调味即成。

· 功能效用 ·

土豆具有和胃调中、健脾益气等多种功效。本品富含膳食纤维，容易让人有饱腹感，且所含的蛋白质和维生素C很丰富，特别适合减肥的人食用。

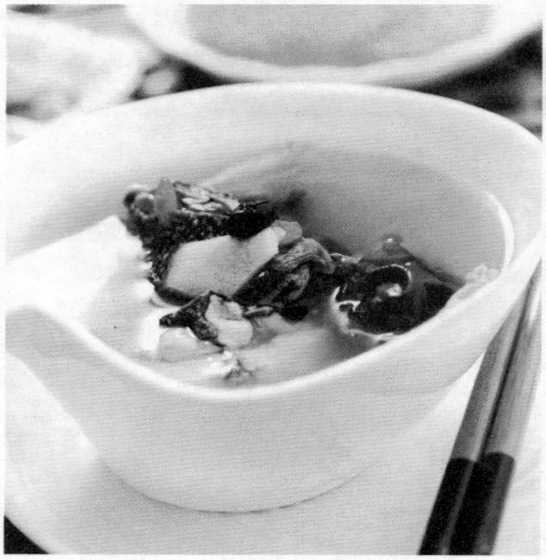

党参黑豆煲乌鸡

材料准备

乌鸡1只(约500克)，党参1根，黑豆10克，红枣8粒，枸杞子12克，龙眼肉10克，姜片适量，盐1小匙，料酒1大匙，鲜牛奶2大匙。

○制作方法

①乌鸡去除内脏后洗净，切成小块；党参、枸杞子、红枣、黑豆分别洗净。②乌鸡放入沸水锅中焯烫一下，捞出沥干。③取砂锅，放入乌鸡、党参、黑豆、红枣、枸杞子、姜片、龙眼肉及适量清水煮沸，再转小火炖约50分钟，加入盐、料酒、鲜牛奶煮至入味即成。

·功能效用·

本品滋阴补肾，养心健脾，适用于甲状腺功能亢进引起的各种症状。

汤羹

党参山药猪胰汤

材料准备

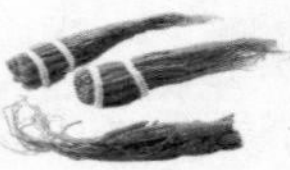

党参15克

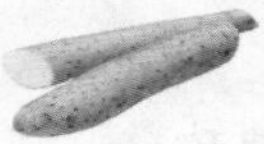

山药30克

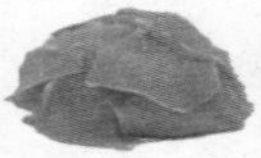

猪瘦肉150克

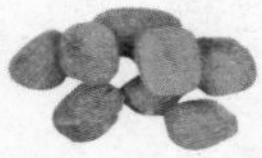

蜜枣8颗

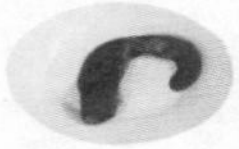

猪胰脏200克

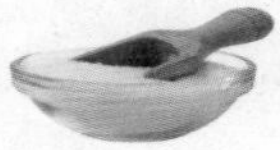

盐适量

○制作方法

①党参、山药洗净，浸泡后切块；蜜枣洗净；猪胰脏、猪瘦肉洗净切薄片，氽水。②将2000毫升清水放入汤煲中，煮沸后加入党参、山药、蜜枣、猪胰脏和猪瘦肉，大火烧开。③改用小火煲3小时，再依个人口味加盐调味即可。

·功能效用·

本品具有补气健脾、涩肠止泻、补脾固肾、生津止渴等功效，适用于脾虚泄泻。

党参当归猪心汤

材料准备

党参 20克，当归15克，鲜猪心1个，葱段、姜片、盐、料酒各适量。

制作方法

①鲜猪心洗净切片；党参、当归洗净。②猪心放入锅中，撒上葱段、姜片、料酒，加适量水，隔水炖1小时。③待猪心熟透后，加盐调味即可。

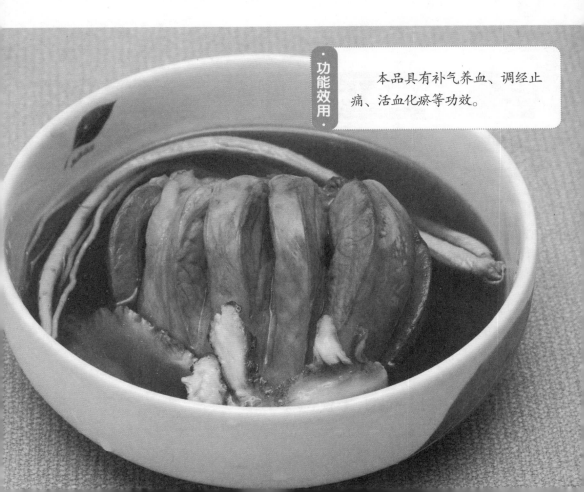

功能效用

本品具有补气养血、调经止痛、活血化瘀等功效。

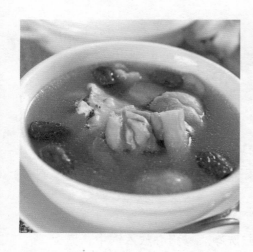

党参当归鸡汤

材料准备

党参、当归各15克，红枣8颗，鸡腿1只，盐2小匙。

制作方法

①鸡腿剁块，放入沸水中氽烫，捞起冲净；党参、当归、红枣洗净备用。②鸡腿块、党参、当归、红枣一起入锅，加7碗水以大火煮开，再转小火续煮30分钟。③起锅前加盐调味即可。

功能效用

本品可以补血活血、调经理带，适合月经不调、带下过多者食用。

党参生鱼汤

材料准备

党参20克，生鱼1条，胡萝卜50克，料酒、生抽各10毫升，姜片、葱段各10克，盐5克，高汤200毫升，食用油适量。

制作方法

①党参洗净泡透，切段；胡萝卜洗净，切块。②生鱼宰杀洗净，切段，放入六成热的油中煎至两面金黄后捞出。③锅置火上，注油烧热，下入姜片、葱段爆香，放入高汤，再下入生鱼、料酒、党参、胡萝卜及剩余调味料，烧煮至熟。

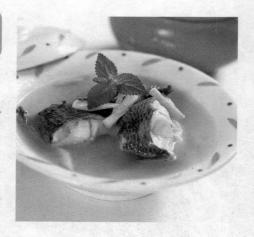

功能效用

此汤有补中益气、利水的功效。

党参麦冬瘦肉汤

材料准备

猪瘦肉300克　　党参15克

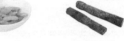

麦冬10克　　山药适量

生姜适量　　盐4克

○ 制作方法

1 猪瘦肉洗净切块；党参、麦冬洗净；山药、生姜洗净，去皮，切片。
2 猪瘦肉汆去血污，洗净后沥干水分。
3 锅中注水，烧沸，放入猪瘦肉、党参、麦冬、山药片、生姜片，用大火炖，待山药变软后改小火炖至熟烂，加入盐调味即可。

· 功能效用 ·

本品益气滋阴、健脾和胃，还能缓解秋燥，是滋补佳品。

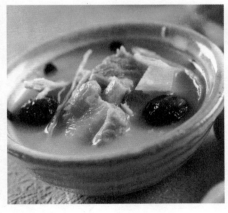

党参牛排汤

材料准备

牛排100克，党参、龙眼肉各20克，生姜1片，盐少许，蜜枣4颗。

○ 制作方法

1 牛排洗净，切块。2 党参、龙眼肉、生姜、蜜枣分别洗净。3 把上述材料放入锅内，加适量水，大火煮沸后转小火煲3小时，待牛排熟烂后，加盐调味即可。

· 功能效用 ·

本方可温补肾阳，壮腰益精，缓解疲劳，用于治疗肾虚腰酸、阳痿遗精等症。

茶酒

党参酒

材料准备

党参80克、白酒1升。

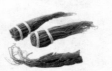
党参80克

白酒1升

制作方法

①选取粗大、连须的党参洗净。②党参切成薄片，放入容器中。③白酒倒入容器中，与党参片混合。④密封浸泡7～14天后开封，即可饮用。

·功能效用·

此款药酒具有补中益气、健脾止泻的功效。主治脾虚泄泻、食欲不佳、体虚气喘、四肢乏力、头晕血虚、津液耗伤、慢性贫血等症。

西洋参

食材档案

【别　　名】佛兰参，正光结参。

【性味归经】性凉，味甘、微苦；归心、肺、肾经。

【功效主治】补肺、补气。用于热伤气津所致的身热汗多、
　　　　　　病后虚弱、气阴不足、自汗口渴、肺燥干咳。

【适宜人群】神疲乏力、食少倦怠者，肺虚久咳气喘者，
　　　　　　贫血、自汗、糖尿病等患者。

【忌用人群】外感患者，风寒感冒未愈者，内火旺盛者。

【配伍须知】不宜与藜芦配伍。

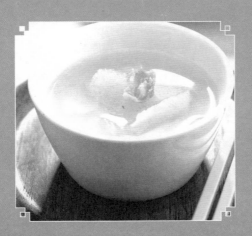

餐桌上的营养菜式

菜肴

西洋参炖梨

材料准备

鸭梨1个，西洋参15克，川贝母9克，冰糖适量。

○制作方法

①鸭梨洗净，一切两半，挖去果核切块；西洋参、川贝母洗净备用。②所有原料放入炖盅内，加入3杯清水和冰糖，炖盅加盖，入锅用大火隔水炖20分钟即可。

·功能效用·

本品具有生津止渴、补气养阴、止咳化痰等功效。但需要注意的是，寒湿中阻、中阳虚弱及湿热郁火的患者不建议食用。

汤羹

西洋参鸽子汤

材料准备

西洋参20克

枸杞子10克

鸽子500克

葱段少许

料酒少许

盐少许

○ 制作方法

❶鸽子去毛、去内脏，洗净；西洋参洗净，去皮切片；枸杞子洗净备用。❷砂锅中注水，加热至沸腾，放入鸽子、葱段、料酒，转小火炖2小时。❸放入西洋参、枸杞子再炖20分钟，加入盐调味即可。

· 功能效用 ·

本品具有疏肝除烦、益气生津、滋阴明目等功效。

西洋参红枣汤

材料准备

西洋参3片，红枣6颗，冰糖适量。

○ 制作方法

❶将红枣、西洋参洗净，沥水；红枣去掉枣核，备用。❷红枣、西洋参放入锅中，加800毫升水，煮开后，用小火再煮20分钟，直到将红枣和西洋参的香味都煮出来。❸用滤网将汤汁中的残渣滤掉，起锅前，加入适量冰糖煮至溶化即可。

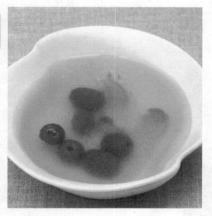

· 功能效用 ·

本品可益气生津、养血安神。

茶酒

玉竹西洋参茶

材料准备

玉竹20克，西洋参3片，蜂蜜15毫升。

制作方法

❶玉竹和西洋参用水洗净，置于杯中。❷锅置火上，加入清水，将水烧开冲入杯中，加盖焖15分钟。❸滤去药渣，待温凉后加入蜂蜜，拌匀即可。

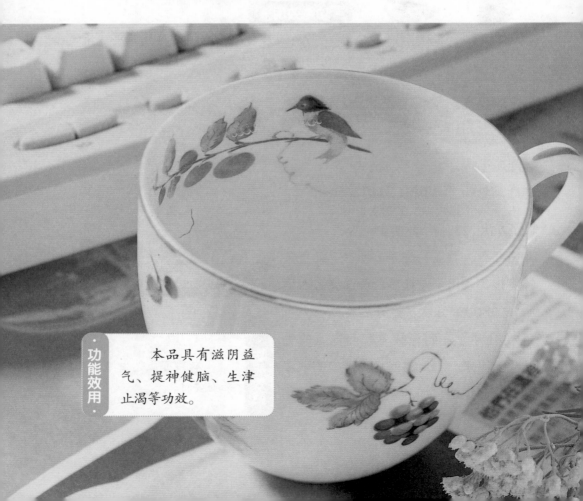

·功能效用·
本品具有滋阴益气、提神健脑、生津止渴等功效。

太子参

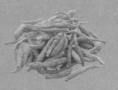

食材档案

【别　　名】孩儿参、童参。

【性味归经】性平，味甘、微苦；归肺、脾经。

【功效主治】益气健脾，生津润肺。

【适宜人群】病后虚弱，气阴不足，自汗口渴者，食欲不振者，干咳患者。

【忌用人群】气滞者，肝火旺者。

【配伍须知】忌与藜芦、五灵脂同用。

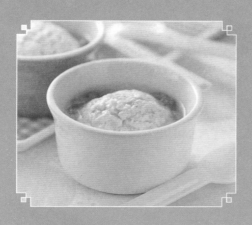

餐桌上的营养菜式

汤羹

太子参鸡肉盅

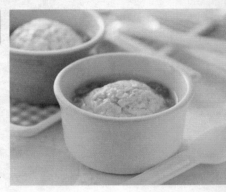

材料准备

太子参30克，红枣25克，枸杞子15克，山药、胡萝卜各50克，鸡胸肉200克，盐少许。

制作方法

①枸杞子洗净；太子参、红枣洗净后，装入纱布袋入锅；加水，大火煮沸后再转小火熬煮40分钟，取汤汁。②鸡胸肉、胡萝卜、山药洗净后剁成泥，加入盐搅拌，捏成鸡肉丸。③鸡肉丸放入小盅内，倒入备好的汤汁和枸杞子，用大火蒸15分钟即可。

功能效用

本品可敛汗固表、健脾止泻。

茶酒

太子参红枣茶

材料准备

太子参6克

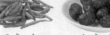

红枣5枚

茶叶3克

功能效用

太子参有补气益血、生津、补脾胃的作用。本品适用于气虚型自汗、盗汗者。

制作方法

①太子参、红枣、茶叶洗净备用。②太子参、红枣放入锅中，加适量清水。锅置火上，开大火煮15分钟。③放入茶叶稍煮片刻，待茶叶完全绽开即可。④滤去残渣即可饮用。

黄芪

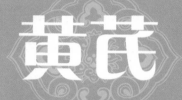
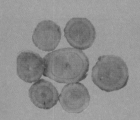

食材档案

【别　　名】百本、百药绵、独根。

【性味归经】性微温，味甘；归肺、脾经。

【功效主治】补气升阳、利水消肿、托毒排脓，敛疮生肌。
用于气虚乏力、食少便溏、水肿尿少、肺气
虚弱、表虚自汗、内热消渴、气虚血滞。

【适宜人群】脾虚泄泻、气血不足者，慢性肝炎、低血压、
糖尿病、肾炎患者。

【忌用人群】实证及阴虚阳盛者，面部感染、消化不良、
上腹胀满者。

【配伍须知】忌与白鲜皮配伍，会降低药效。

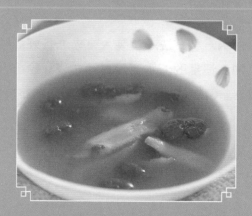

餐桌上的营养菜式

 粥

黄芪党参粥

材料准备

黄芪30克

党参20克

粳米100克

白糖适量

○ **制作方法**

❶黄芪、党参分别用清水洗净。❷粳米淘洗干净，与黄芪、党参一同入锅，加适量的清水煮粥，待粥熟时加入适量的白糖拌匀即可。

· 功能效用 ·

黄芪具有补而不腻的特点，与人参、党参等药材配伍，效果更好。此粥能补气固脱，适合中气下陷导致子宫脱垂的患者食用。

防己黄芪粥

材料准备

防己10克

甘草3克

黄芪12克

白术6克

粳米50克

○ **制作方法**

❶防己、黄芪、白术、甘草洗净，装入事先准备好的纱布袋中，再将纱布袋放入锅中，加入适量的清水至没过纱布袋。❷用大火煮沸后，再用小火煮30分钟左右。❸加入粳米煮成粥后，捞出纱布袋即可。

· 功能效用 ·

此粥可补血健脾、利水消肿，用于治疗肥胖症。

菜肴

黄芪炖生鱼

材料准备

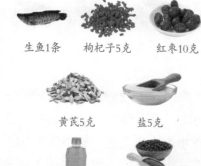

生鱼1条　　枸杞子5克　　红枣10克

黄芪5克　　　盐5克

食用油适量　　胡椒粉2克

○ 制作方法

❶生鱼宰杀，去内脏，洗净，斩成两段；红枣、枸杞子泡发；黄芪洗净。❷锅中加油，油温烧至七成热，下入鱼段稍煎后，捞出沥油。❸鱼、枸杞子、红枣、黄芪一起装入炖盅中，加适量清水炖30分钟，加入盐和胡椒粉调味即可。

· 功能效用 ·

本品能补气健脾、助血运行，对食欲不振、神疲乏力很有效果。

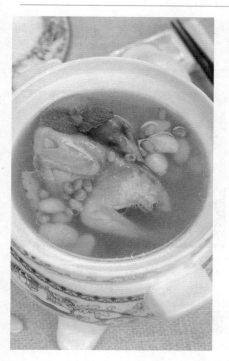

黄芪绿豆煲鹌鹑

材料准备

黄芪、红枣、白扁豆各适量，鹌鹑1只，绿豆适量，盐2克。

○ 制作方法

❶将鹌鹑收拾干净，焯水；黄芪洗净泡发；红枣洗净，去核；白扁豆、绿豆均洗净，泡30分钟。❷将黄芪、红枣、白扁豆、绿豆、鹌鹑放入砂锅中，加水后用大火煮沸，再改小火煲2小时，加盐调味即可。

· 功能效用 ·

此汤具有益气固表、强身健体的功效。

注：本书中，菜品上的装饰和摆盘所用的材料，不放在"材料准备"之中。

汤羹

黄芪蔬菜汤

材料准备

黄芪15克　西兰花300克　番茄50克　香菇3朵　韭菜薹100克　猪血150克　盐5克

○ 制作方法

①西兰花切小朵，洗净。②番茄洗净，切块；香菇洗净，对半切开；韭菜薹洗净，切段；猪血切片。③黄芪加4碗水大火煮开后，转小火煮10分钟，再加入韭菜薹段、猪血片、番茄块和香菇续煮15分钟，再加入西兰花，转大火煮开后加盐调味即可。

·功能效用·

本品有益气补血、固表敛汗、强健脾胃之功效，对气血亏虚引起的自汗、盗汗均有食疗作用。

黄芪山药鲫鱼汤

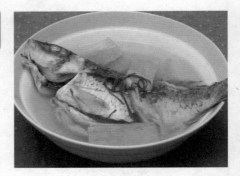

材料准备

黄芪15克，山药20克，鲫鱼1条，姜、葱、盐各适量，米酒10克。

○ 制作方法

①鲫鱼洗净后在鱼的两面各划一刀；姜洗净，切片；葱洗净，切丝；山药去皮，洗净，切段。②把黄芪洗净，与山药段一同放入锅中，加水煮至沸腾，转小火熬煮大约15分钟后再转中火，放入姜片和鲫鱼煮30分钟。③鱼熟后加入盐、米酒，撒上葱丝即可。

·功能效用·

本品有益气健脾、敛汗固表、利水消肿的功效。

黄芪牛肉汤

材料准备

黄芪9克，牛肉450克，盐6克，葱段2克，香芹30克，枸杞子5克。

制作方法

❶牛肉洗净，切块，焯水；香芹洗净，切段；黄芪和枸杞子用温水洗净，备用。❷锅置火上，倒入清水，下入牛肉块、黄芪、枸杞子煲至熟。❸撒入葱段、香芹段，再用盐调味即可食用。

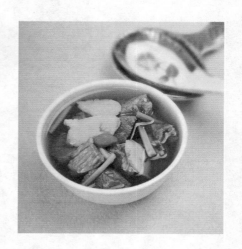

·功能效用·

此汤具有益气固表、敛汗固脱的功效。

砂仁黄芪猪肚汤

材料准备

猪肚250克

黄芪25克

盐适量

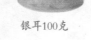

银耳100克

砂仁10克

制作方法

❶银耳以冷水泡发，去蒂，撕成小块；黄芪、砂仁洗净备用。❷猪肚刷洗干净，焯水，切片。❸猪肚、银耳、黄芪、砂仁放入砂锅内，大火烧沸后再以小火煲2小时，加盐调味即可。

·功能效用·

黄芪、猪肚均有补气健脾之效；砂仁可以化湿止呕；银耳可以滋阴益胃。此汤品建议在医生的指导下食用。

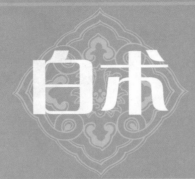

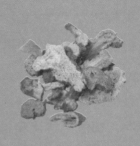

食材档案

【别　　名】山蓟、冬术、山连。

【性味归经】性温，味苦、甘；归脾、胃经。

【功效主治】补气健脾、燥湿利水、止汗、安胎。用于脾
　　　　　　胃气弱、食少倦怠、少气无力、虚胀腹泻、
　　　　　　水肿、黄疸。

【适宜人群】自汗易汗者、脾虚腹泻者、气虚胎动者、肥
　　　　　　胖者、肾炎水肿者、高血压患者。

【忌用人群】高热、阴虚火盛、津液不足、烦渴、小便短赤、
　　　　　　胃胀腹胀者。

【配伍须知】忌与土茯苓配伍，两者同食会降低药性。

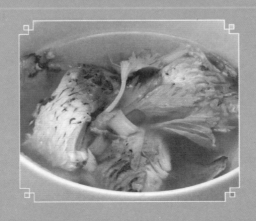

餐桌上的营养菜式

粥

白术党参茯苓粥

材料准备

红枣5颗

党参15克

白术15克

茯苓15克

甘草3克

薏苡仁50克

盐适量

○ 制作方法

①薏苡仁洗净，泡发；红枣洗净去核，备用。②白术、党参、茯苓、甘草洗净，加入4碗水煮沸后，以小火煎成2碗，再过滤取出药汁。③在煮好的药汁中加入薏苡仁、红枣，加适量水以大火烧开，再转入小火熬煮成粥，加入盐调味即可。

· 功能效用 ·

党参补中益气、健脾益肺，用于脾肺虚弱、气短心悸、内热消渴；茯苓可以除湿解毒，用于湿热淋浊、带下、痈肿、疥癣等。本品能健脾化湿、补中益气，用于脾胃气虚所致的食欲不振。

白术猪肚粥

材料准备

白术12克，升麻10克，猪肚100克，大米80克，盐3克，葱花5克。

○ 制作方法

①大米淘净；猪肚洗净，切成细条；白术、升麻洗净。②大米入锅，加入适量清水，以大火烧沸。③下入猪肚、白术、升麻，转中火熬煮。④待米粒开花，改

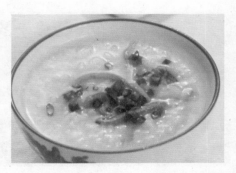

小火熬煮至粥浓稠，加盐调味，再撒上葱花即可。

功能效用

此粥具有补脾益气、健胃消食的功效。

白术鸡内金粥

材料准备

白术30克，鸡内金15克，红枣4枚，大米150克，干姜10克，白糖2大匙。

○ 制作方法

①鸡内金炒黄，打成粉。②白术润透，切片，炒干，打成粉。③干姜洗净，切片；红枣洗净，去核；大米淘洗干净。④大米、鸡内金粉、白术粉、干姜片、红枣同放炖锅内，加入清水1200克，置大火上烧沸，再用小火煮35分钟，加入白糖即成。

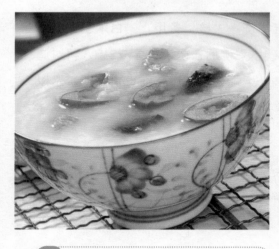

功能效用

本品适合脾虚湿困型小儿厌食症。症见厌食，面色发黄，疲乏懒动，口腻乏味，不渴，尿涩或浑，偶有便溏。

菜肴

白术黄芪煮鱼

材料准备

白术、黄芪各10克，防风6克，虱目鱼肚1片，芹菜段、盐、淀粉各适量。

制作方法

①虱目鱼肚洗净，切开，放少许淀粉拌匀，静置20分钟，备用；所有药材洗净，沥干，备用。②锅置火上，倒入清水，将药材与虱目鱼肚一起煮，先用大火煮沸，再转小火续煮，至味出时，放盐调味。③起锅前，加入芹菜段即可。

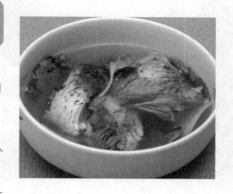

功能效用

本品补中益气、健脾和胃、化湿利尿。

汤羹

白术芡实牛蛙汤

材料准备

白术15克　　茯苓15克　　白扁豆30克

芡实20克　　牛蛙200克　　盐5克

制作方法

①白术、茯苓洗净，入锅加水熬30分钟，取药汁备用。②牛蛙处理干净，去皮斩块备用；芡实、白扁豆共同入锅炖20分钟，再放入田鸡炖煮。③加入盐与备用的药汁，一同煲至田鸡熟烂即可。

功能效用

白术健脾益气、燥湿利水、止汗安胎，用于脾胃气弱、食少倦怠、少气无力等；牛蛙大补元气，是治疗脾虚的营养食品，用于精力不足、低蛋白血症和各种阴虚症状。本品能健脾益气、燥湿止带，对脾虚湿盛引起的女性带下病有一定的改善作用。

山药

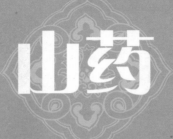
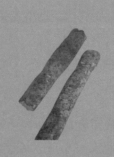

食材档案

【别　　名】淮山药、山芋、土薯。

【性味归经】性平，味甘；归脾、肺、肾经。

【功效主治】补脾养胃、生津益肺、补肾涩精。用于脾虚
　　　　　　食少、久泻不止、肺虚喘咳、肾虚遗精、带下、
　　　　　　尿频、虚热消渴等。

【适宜人群】脾虚、肺阴不足、肾阴不足者，头晕耳鸣者，
　　　　　　贫血、神经衰弱患者。

【忌用人群】肠胃积滞者，阴虚燥热者，感冒、便秘患者，
　　　　　　疔疮疖肿者，皮肤瘙痒者。

【配伍须知】忌与碱性药物（如胃乳片）搭配食用。

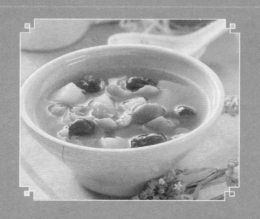

餐桌上的营养菜式

粥

山药白扁豆粥

材料准备

山药25克　　白扁豆20克　　大米100克　　盐2克　　香油5克　　葱少许

● 制作方法

①白扁豆洗净；山药洗净去皮，切块；葱洗净，切成葱花；大米洗净。
②锅内注入适量清水，放入大米、白扁豆，用大火煮至米粒绽开，放入山药。③改用小火煮至粥散发香味时，放盐、香油调味，再撒上葱花即可食用。

· 功能效用 ·

白扁豆常用于脾胃虚弱、食欲不振、大便溏泄等肠胃不适。此粥具有补脾和中、化湿消暑的功效，可用于暑湿泄泻、食欲不振等。

山药黑豆粥

材料准备

山药30克，薏苡仁30克，大米60克，黑豆、玉米粒各适量，盐2克，葱8克。

● 制作方法

①大米、薏苡仁、黑豆均泡发洗净；山药去皮，洗净，切成小丁；玉米粒洗净；葱洗净，切成葱花。②锅置火上，倒入清水，放入大米、薏苡仁、黑豆、玉米粒，以大火煮至大米和黑豆开花。③加入山药

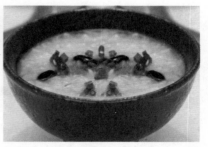

丁，煮至浓稠状，调入盐拌匀，再撒上葱花即可。

· 功能效用 ·

此粥可健脾益胃、消食化积。

山药鹿茸山楂粥

材料准备

山药30克，山楂片、鹿茸各适量，大米100克，盐2克，生菜叶丝少许。

制作方法

①山药去皮洗净，切块；大米洗净；山楂片洗净，切丝。②鹿茸入锅，倒入一碗水，熬至剩半碗后，去渣装碗待用。原锅注水，放入大米，用大火煮至米粒绽开，再放入山药块、山楂片丝同

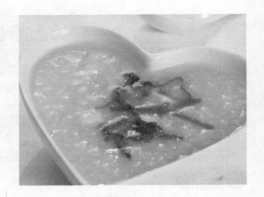

煮。③倒入熬好的鹿茸汁，改用小火煮至粥成，放入盐调味，再撒上生菜叶丝即可。

·功能效用·

本品可以补精髓、助肾阳，强筋健骨。

山药杏仁糊

材料准备

山药粉2大匙

杏仁适量

鲜奶200毫升

白糖少许

制作方法

①杏仁研成粉。②将鲜奶倒入锅中，以小火煮，倒入山药粉与杏仁粉，并加白糖调味，边煮边搅拌，以免烧焦。③煮至汤汁呈糊状即成。

·功能效用·

山药可以补肺益肾，杏仁能够润肺止咳，二者同食，可以起到润肺止咳、益肾的功效，适用于肺虚久咳、脾虚体弱等。

山药羊肉粥

材料准备

粳米100克，山药150克，羊肉50克，葱末3克，姜末2克，盐1.5克，胡椒粉1克。

制作方法

①粳米淘洗干净，用冷水浸泡半小时，捞出，沥干水分。②山药冲洗干净，刮去外皮，切成丁。③羊肉洗净，放入开水锅内煮至五成熟时捞出，切成丁。④锅中放入冷水、粳米，先用大火煮开，然后改用小火熬煮，至粥将成时，加入羊肉丁、山药丁、葱末、姜末、盐，待数滚后，撒上胡椒粉即可盛起食用。

· 功能效用 ·

本品可以润肠通便，抑制脂肪吸收，防止肥胖。

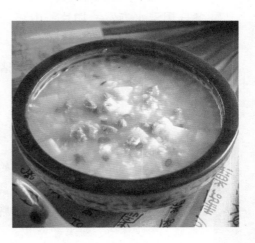

山药枸杞粥

材料准备

山药400克

枸杞子12克

面粉50克

粳米100克

冰糖适量

制作方法

①枸杞子洗净；山药去皮，洗净，蒸熟后捣成泥，放入碗中，再加入面粉拌匀揉成若干小面团；锅置火上，加适量清水烧开，下入小面团，煮至浮起，捞出备用。②粳米洗净入锅，注水煮粥；至粥快熟时加入枸杞子和山药团，调入适量的冰糖拌匀即可。

· 功能效用 ·

本品可补肾，增强体力，适合更年期妇女食用。

山药冬菇瘦肉粥

材料准备

山药、冬菇、猪瘦肉各100克，大米80克，盐3克，葱花5克。

⚪ **制作方法**

❶冬菇用温水泡发，切片；山药洗净，去皮，切块；猪瘦肉洗净，剁成末；大米淘净。❷锅中注水，下入大米、山药块，大火烧开煮至粥冒泡后，下入猪瘦肉末、冬菇，煮至猪瘦肉末变熟。❸改小火将粥熬好，加入盐调味，再撒上葱花即可。

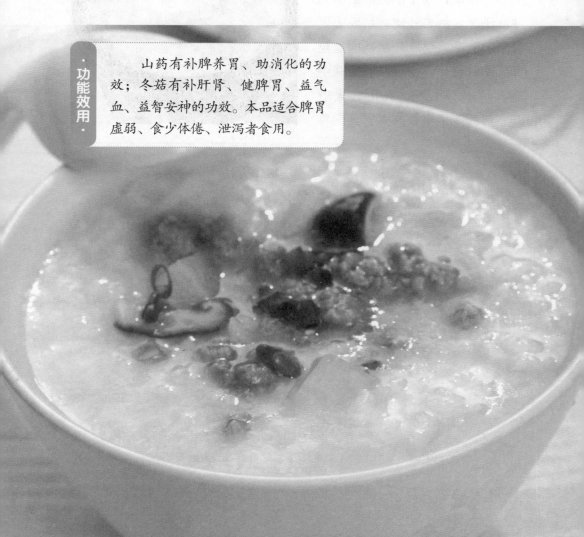

功能效用

山药有补脾养胃、助消化的功效；冬菇有补肝肾、健脾胃、益气血、益智安神的功效。本品适合脾胃虚弱、食少体倦、泄泻者食用。

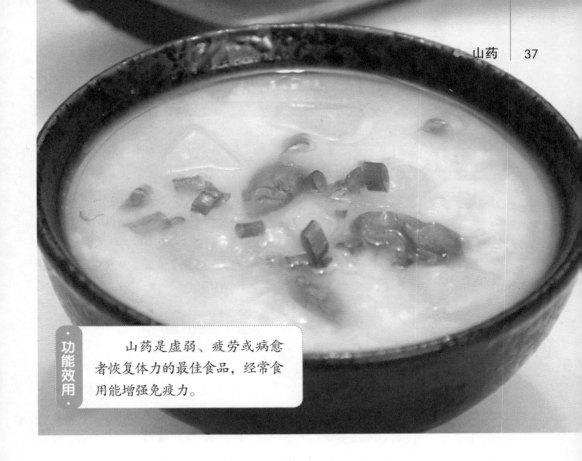

·功能效用·

山药是虚弱、疲劳或病愈者恢复体力的最佳食品，经常食用能增强免疫力。

山药枣荔粥

材料准备

山药、荔枝各30克，红枣10克，大米100克，冰糖5克，葱花少许。

○ 制作方法

①大米淘洗干净，用清水浸泡；荔枝去壳洗净；山药去皮，洗净切小块，焯水后捞出；红枣洗净，去核备用。②锅置火上，注入清水，放入大米煮至八成熟。③放入荔枝、山药、红枣煮至米烂，放入冰糖熬溶后拌匀，再撒上葱花便可。

菜肴

山药排骨煲

材料准备

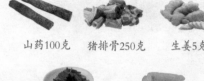

山药100克　　猪排骨250克　　生姜5克

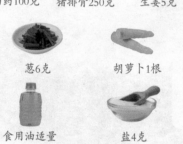

葱6克　　　　胡萝卜1根

食用油适量　　　盐4克

○ 制作方法

①猪排骨洗净，切成小段；胡萝卜、山药去皮洗净，切成小块；生姜切片；葱切成葱花。②锅中加油烧热，下入姜片、葱花爆香，再加入排骨段后炒干水分。③把排骨段、胡萝卜块、山药块一起放入汤煲内，加入适量水，大火煲40分钟，转小火再煲20分钟，调入盐即可。

· 功能效用 ·

山药补脾养胃、补肾涩精，适用于脾虚食少、久泻不止、肺虚喘咳等。本品富含多种维生素、氨基酸和矿物质，有增强人体免疫力、健脾益气、延缓衰老的功效。

山药炖鸡腿

材料准备

山药250克，胡萝卜1根，鸡腿1只，盐1小匙。

○ 制作方法

①山药去皮，冲净，切块；胡萝卜去皮，洗净，切块；鸡腿剁块，焯水，捞起冲洗。②鸡腿块、胡萝卜块先下锅，加水没过材料，以大火煮开后转小火炖15分钟。③下入山药块，以大火煮沸，改用小火续煮10分钟，加盐调味即可。

· 功能效用 ·

本品可以平补脾胃、益肾涩精、益气补虚。

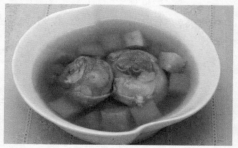

五彩山药

材料准备

山药200克，胡萝卜、荷兰豆、玉米粒、红甜椒各100克，葱末、蒜末、盐、白糖、黑胡椒粉各适量，水淀粉1大匙，食用油1大匙。

● 制作方法

❶胡萝卜、红甜椒洗净，切丁；山药削去皮，切块，冲洗掉黏液；玉米粒、荷兰豆洗净，备用。

❷锅置火上，加入适量清水烧开，将所有准备好的食材烫2分钟左右，捞起过凉水，沥干备用。❸锅内倒入食用油烧热，先爆香葱末、蒜末，再倒入所有食材翻炒2～3分钟，调入盐、白糖、黑胡椒粉翻炒，最后加水淀粉勾上薄芡即可出锅。

· 功能效用 ·

本品具有健脾止泻、补益强身、补肺润燥、涩精止尿、固涩止带、润肤祛燥的功效。

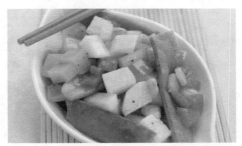

汤羹

山药鸡内金鳝鱼汤

材料准备

山药150克，鸡内金10克，鳝鱼100克，生姜、盐适量。

● 制作方法

❶将鸡内金、山药分别洗净；生姜洗净，切片备用。❷鳝鱼剖开洗净，去除内脏，放进开水锅内稍煮，捞起，过冷水，刮去黏液，切成长段。❸把除盐外的所有材料放入砂锅内，加适量清水，煮至沸腾后，改用小火煲1～2小时，加盐调味即可。

· 功能效用 ·

本品有补脾健胃、滋补肝肾、和中益气的功效。

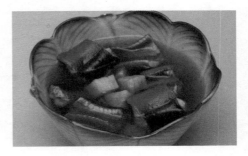

山药白芍排骨汤

材料准备

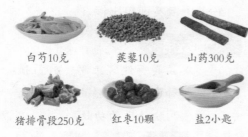

白芍10克　　蒺藜10克　　山药300克

猪排骨段250克　红枣10颗　　盐2小匙

○ 制作方法

①将白芍、蒺藜装入纱布袋；红枣用清水泡软；山药去皮，切滚刀块；猪排骨段冲洗后入沸水中焯2分钟后捞起。②猪排骨段、红枣、山药块和纱布袋放入锅中，加水1800毫升，大火烧开后转小火炖40分钟，加盐调味即可。

· 功能效用 ·

本品能补血滋阴、柔肝止痛、益气健脾，对肝脾不和、胸胁胀满、食欲不振的患者有较好的食疗作用。

山药猪肚汤

材料准备

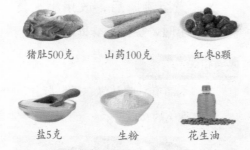

猪肚500克　　山药100克　　红枣8颗

盐5克　　　生粉　　　花生油

○ 制作方法

①猪肚翻转冲洗后，先用花生油、生粉反复搓擦，直至黏液和异味去除干净，再切成1厘米宽的条。②山药去皮切成滚刀块，泡入冷水备用；红枣洗净备用。③热锅凉油，下猪肚稍微翻炒一下，然后与红枣一起放入砂锅内。④砂锅内加适量清水，大火煮沸后改用小火煲2小时。猪肚煮熟前20分钟下入山药，吃时再加入盐调味即可。

· 功能效用 ·

山药、猪肚均可健脾益气。本品对脾虚腹泻、食欲不振、面色萎黄等均有较好的疗效。

山药猪胰汤

材料准备

猪胰脏200克，山药100克，红枣、生姜各10克，葱15克，盐6克。

制作方法

①猪胰脏洗净，切块；山药洗净，去皮，切块；红枣洗净，去核；生姜切片；葱切段。②锅中注入水烧开，放入猪胰脏，稍煮片刻，捞起。③猪胰脏、山药块、红枣、生姜片、葱段放入砂锅内，加水煲2小时，调入盐即可。

· 功能效用 ·

此汤具有健脾补肺、益胃补肾的功效。

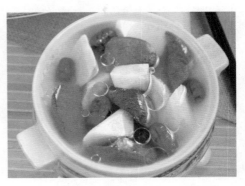

山药糯米粉羹

材料准备

糯米粉100克，山药150克，鸡蛋3个，白糖15克，葱花5克，温水适量，冷水1000毫升。

制作方法

①糯米粉用温水搅拌成浆。②山药去皮，洗净，剁碎。③鸡蛋打入碗中，捞出蛋黄。蛋黄用冷水搅拌开。④锅中加入1000毫升冷水，放入山药碎，煮沸后将鸡蛋黄均匀加入，再次煮沸时，加入糯米粉浆调匀煮熟，然后加入白糖和葱花，搅拌均匀即可盛起食用。

· 功能效用 ·

本品具有较强的抗菌活性，能增强机体防病、抗病能力。

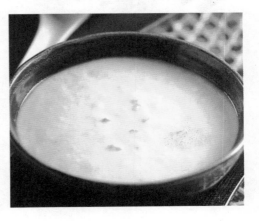

山药白术羊肚汤

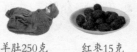

材料准备

羊肚250克　　红枣15克　　枸杞子15克

山药10克　　白术10克　　盐5克

○ 制作方法

❶羊肚洗净，切块，焯水；山药洗净，去皮，切块；白术洗净，切段；红枣、枸杞子洗净，浸泡1小时。❷锅中注水，放入羊肚块、山药块、白术、红枣、枸杞子，加盖。❸炖2小时后调入盐即可。

· 功能效用 ·

本品具有健脾益气、暖胃宽中的功效，适合慢性胃炎、胃溃疡患者食用。

山药五宝甜汤

材料准备

山药200克　　莲子50克　　百合10克

银耳15克　　龙眼肉15克

红枣8枚　　冰糖80克

○ 制作方法

❶山药去皮，洗净，切段；银耳泡发，去蒂，切小朵；莲子洗净；百合用清水泡发；龙眼肉、红枣洗净。❷将上述材料放入砂锅中，加适量清水，中火煲45分钟。❸出锅前放入冰糖即可。

· 功能效用 ·

本品具有健脾养血、滋阴益胃的功效，对胃阴亏虚、胃有烧灼感的胃炎患者有较好的食疗效果。

山药鱼头汤

材料准备

鲢鱼头400克

山药100克

枸杞子10克

盐6克

香菜5克

食用油

葱5克

姜片5克

○ 制作方法

①将鲢鱼头洗净，剁成块；山药去皮，浸泡洗净，切块备用；枸杞子洗净。②锅置火上，倒入食用油、葱、姜片爆香。③下入鲢鱼头略煎，加水，下入山药块、枸杞子煲至熟，再调入盐，撒上香菜即可。

小贴士：山药可以用山药粉代替，老年人食用山药粉更容易吸收营养。

· 功能效用 ·

本品具有补脑益智、健脾益胃、滋补强壮的功效。

山药绿豆糖汤

材料准备

山药140克

绿豆100克

白糖40克

○ 制作方法

①绿豆洗净，泡至膨胀，再取出沥水。②绿豆放入锅中，加入清水，以大火煮沸，再转小火续煮40分钟至绿豆软烂，加入白糖搅拌至溶化后熄火。③山药去皮，洗净，切小丁，煮熟后捞起，再与绿豆汤混合即可食用。

· 功能效用 ·

此汤具有补益心脾、益气养血的功效，对小儿流涎有食疗作用。

糕点小吃

五彩山药糕

材料准备

大米粉750克，山药350克，莲子50克，芡实50克，果脯适量，白糖1小匙。

制作方法

①将山药洗净，去皮，莲子、芡实分别洗净，一同放入沸水锅中焯熟，捞出沥干，碾压成泥状。②大米粉、山药泥、莲子泥、芡实泥、白糖放入碗中，加适量清水搅拌均匀。③蒸锅加入适量清水，上火煮沸，屉上垫上湿屉布，放入和匀的米粉，轻轻抹平。④果脯切成小丁，均匀地撒在米粉上，盖上盖，用大火蒸约40分钟至熟，取出晾凉，切成小块，即可上桌。

功能效用

本品具有补脾养胃、生津益肺、补气益肾等功效。

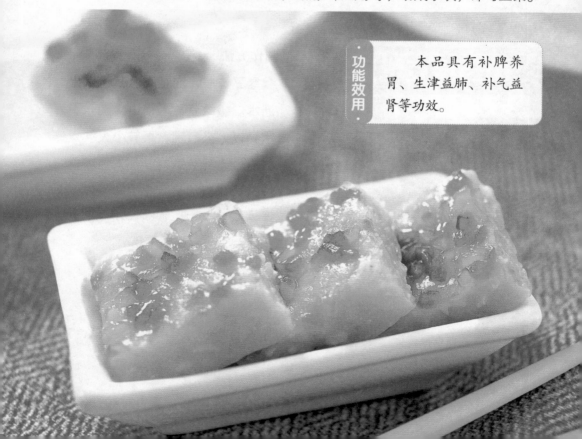

红枣

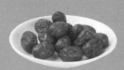

食材档案

【别　　名】干枣、胶枣、大枣。

【性味归经】性温，味甘；归脾、胃、心经。

【功效主治】补中益气、养血安神。用于脾虚食少、乏力便溏、气血津液不足、营卫不和、养心安神、心悸怔忡。

【适宜人群】脾虚食欲不振者，骨质疏松者，贫血、体虚患者。

【忌用人群】牙痛、便秘、消化不良、咳嗽、高血糖、高脂血症患者，痰多者。

【配伍须知】与小麦、甘草等同用，可治疗心阴不足、肝气失和引起的神情恍惚、心中烦乱、睡眠不安。

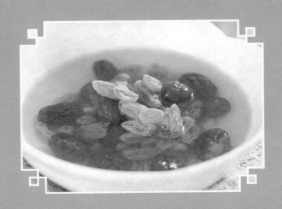

🥣 餐桌上的营养菜式

粥 ～

红枣带鱼粥

材料准备

陈皮10克，红枣5颗，糯米、带鱼各50克，香油15克，盐5克。

○ **制作方法**

❶糯米洗净，泡水30分钟；带鱼洗净切块，沥干；红枣泡发洗净；陈皮洗净。❷陈皮、红枣、糯米入锅，加适量水，大火煮开后，转用小火煮至粥熟。❸加入带鱼块煮熟，再拌入香油和盐调味即可。

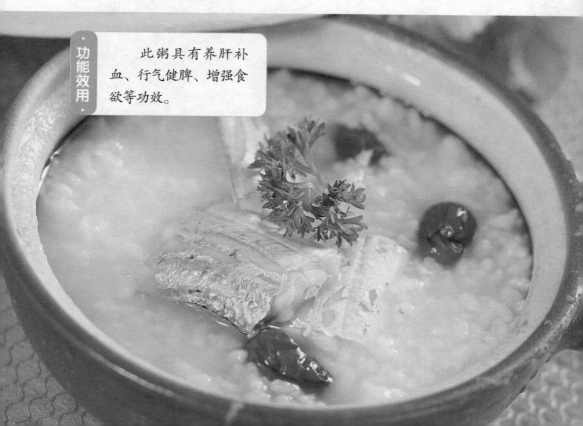

·功能效用·

此粥具有养肝补血、行气健脾、增强食欲等功效。

红枣杏仁粥

材料准备

大米100克，红枣15克，杏仁10克，盐2克。

制作方法

❶大米洗净，红枣与杏仁洗净后切碎。❷大米、红枣、杏仁一同放入锅中，放入适量水，煮至粥熟烂，出锅之前加盐调味即可。

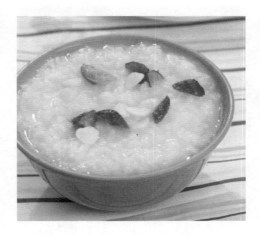

· 功能效用 ·

红枣有补脾和胃、益气生津、调营卫的功效，常用于治疗脾虚食少、乏力便溏、气血不足、心悸怔忡等症；杏仁有祛痰、止咳、平喘、润肠的效用。此粥品也具有降低血压的功效。

红枣阿胶粥

材料准备

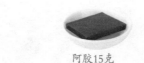

阿胶15克

糯米100克

红枣10枚

制作方法

❶糯米洗净，泡发；红枣洗净，去核；阿胶打碎，备用。❷把糯米和红枣一同放进锅中，加适量水，用大火煮沸，再改用小火煮至粥熟。❸加入阿胶碎，边煮边搅拌，令阿胶溶化即成。

· 功能效用 ·

此方具有养血、生血，滋阴润肺的功效，适合血虚萎黄、眩晕心悸者食用。

红枣龙眼莲子粥

材料准备

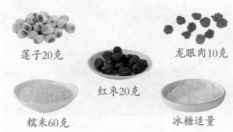

莲子20克
红枣20克
糯米60克
龙眼肉10克
冰糖适量

制作方法

①莲子洗净，去心；龙眼肉洗净；红枣洗净，去核；糯米淘洗干净，备用。②锅内放入莲子、龙眼肉、红枣、糯米和适量清水，先以大火烧沸，再改用小火煮30分钟。③加入冰糖，待溶化后拌匀即可。

·功能效用·

此品具有养血益心、宁神定志的功效，适用于因思虑过度所致的失眠、心悸、健忘等。

红枣龙眼粥

材料准备

大米100克，龙眼肉、红枣各20克，白糖10克，葱花少许。

制作方法

①大米淘洗干净，放入清水中浸泡；龙眼肉、红枣洗净，切碎备用。②锅置火上，注入清水，放入大米，煮至粥将成。③放入龙眼肉碎、红枣碎，煮至熟烂，加白糖调匀，再撒上葱花即可。

·功能效用·

红枣可以养心、补血、安神，提升人体内的元气。红枣、龙眼合在一起煮粥吃，可使气血归于平和，消除虚火烦热。

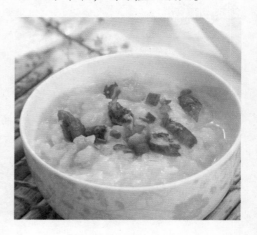

红枣柏子小米粥

材料准备

小米100克

红枣20克

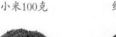
柏子仁15克

白糖少许

○ 制作方法

①红枣、小米洗净，分别放入碗内，泡发；柏子仁洗净备用。②砂锅洗净，置于火上，将红枣、柏子仁放入砂锅内，加清水大火煮熟后转小火。③加入小米共煮成粥，至米黏稠时加入白糖，搅匀即可。

· 功能效用 ·

本品具有健脾养心、益气安神的功效，适合心神不宁、失眠多梦的患者食用。

红枣大米粥

材料准备

红枣20克，大米100克，白糖5克，葱花少许。

○ 制作方法

①大米淘洗干净，用清水浸泡；红枣洗净，去核切碎。②锅置火上，放入大米、红枣，煮至米粒开花。③放入白糖稍煮，撒上葱花拌匀即可。

· 功能效用 ·

本品具有补中益气的功效，可以缓解脾气虚弱所致的体形消瘦、倦怠乏力、食少便溏，以及肺气亏虚所致的咳嗽气短、声低懒言等。

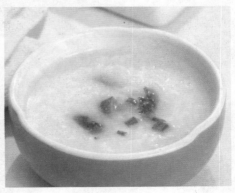

菜肴

红枣鸭子

材料准备

净鸭肉750克，红枣、腐竹、豆腐泡、冬笋、口蘑各50克，干贝、姜片、葱段、鸡油、猪油、香油各少许，高汤200毫升，盐、料酒、生抽各适量。

○ 制作方法

①鸭肉剁成块，放入锅中焯水，捞出洗净。②干贝去筋洗净，口蘑洗去泥沙，腐竹泡软切段，冬笋掰成块，红枣洗净。③冬笋块、腐竹段、豆腐泡、红枣入锅中焯透，捞出沥水。④炒锅注猪油烧热，投入用刀拍松的葱段、姜片，煸出香味，烹入料酒和生抽，加入高汤、盐，把鸭块和备好的配料放入砂锅内，用小火烧至鸭块熟烂，淋入香油和鸡油即成。

功能效用

本品具有益气养血、安神、健脾养胃等功效。

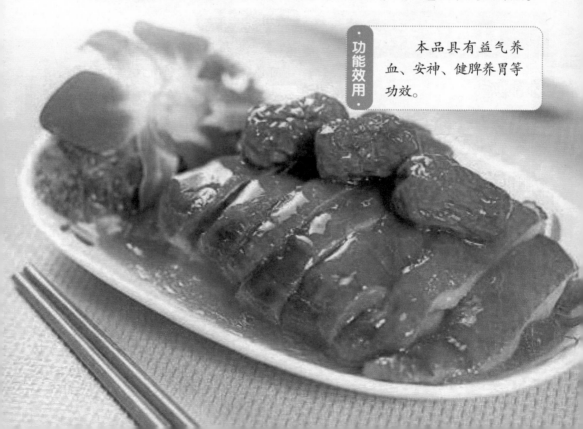

汤羹

红枣核桃乌鸡汤

材料准备

红枣8颗，核桃仁20克，乌鸡250克，盐3克，姜片5克，葱花适量。

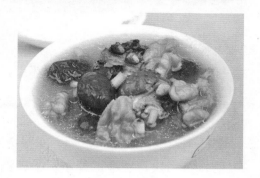

制作方法

①乌鸡洗净，斩块焯水；红枣、核桃仁洗净备用。②锅置火上，加适量水，放入盐、姜片，下入乌鸡块、红枣、核桃仁，煮至乌鸡熟烂，再撒上葱花即可。

· 功能效用 ·

本品具有补血滋肾、安神益智、润肠通便等功效。

红枣枸杞子鸡汤

材料准备

红枣30克，枸杞子20克，党参3根，鸡肉300克，姜、葱、香油、盐、胡椒粉、料酒各适量。

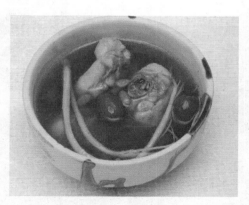

制作方法

①鸡肉剁成块，汆去血水；红枣、枸杞子、党参洗净；姜切片；葱切段。②锅中注水，把所有材料放入锅中，加入料酒大火煮约10分钟。③转小火炖至鸡熟烂，撒上盐、胡椒粉，再淋上香油即可。

· 功能效用 ·

此汤可补血养颜、补虚和胃，对胃虚食少、气血不足、心悸怔忡者有食疗效果。

红枣归圆猪皮汤

材料准备

红枣15颗，猪皮500克，当归20克，龙眼30克，盐少许。

○ 制作方法

① 红枣去核，洗净；当归、龙眼洗净。② 先尽量剔除黏附在猪皮上的脂肪，再切块，洗净，焯水。③ 砂锅内注入冷水2000毫升，煮沸后加入除盐以外的所有食材，大火煮开后改用小火煲3小时，出锅前加盐调味即可。

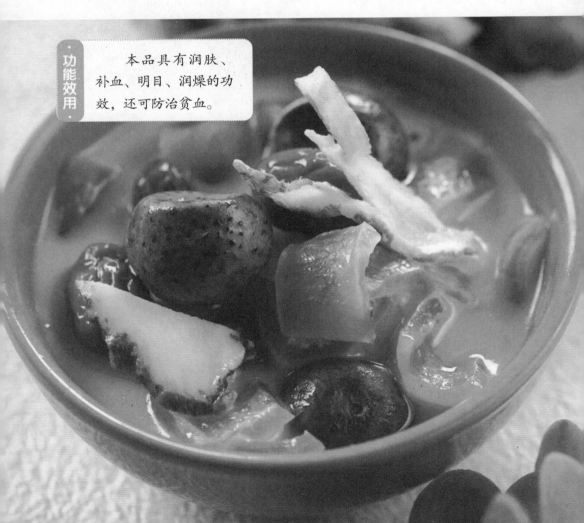

功能效用

本品具有润肤、补血、明目、润燥的功效，还可防治贫血。

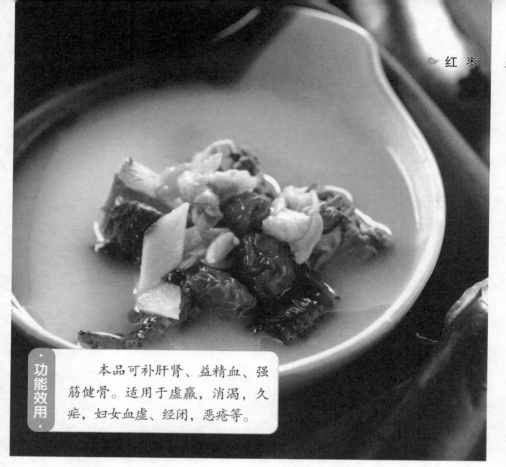

本品可补肝肾、益精血、强筋健骨。适用于虚羸，消渴，久疟，妇女血虚、经闭，恶疮等。

红枣乌鸡雪蛤汤

材料准备

红枣10颗，乌鸡半只，雪蛤10克，生姜3片，鲜奶、盐少许。

○ 制作方法

①雪蛤挑去杂质浸泡5小时，待充分膨胀后再剔除深褐色筋，洗净。②红枣去核，洗净；乌鸡洗净，斩块，焯水。③把准备好的材料（除鲜奶、盐外）置于炖盅内，加入生姜片，注入沸水600毫升，加盖，隔水炖4小时，出锅前倒入鲜奶，再加盐调味即可。

鱼腥草

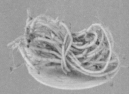

食材档案

【别　　名】臭根草、侧耳根。

【性味归经】性微寒，味辛；归肺经。

【功效主治】清热解毒、消痈排脓、利尿通淋。用于治疗
肺炎、肺脓肿、热痢、疟疾、水肿、淋病、
白带、痈肿、痔疮、脱肛、湿疹、秃疮、疥
癣等。

【适宜人群】痰热喘咳者。

【忌用人群】虚寒证及阴性疮疡者。

【配伍须知】与野菊花、蒲公英、金银花等同用，可清热
解毒、消痈排脓。

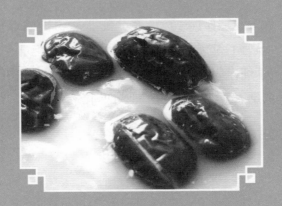

餐桌上的营养菜式

汤羹

鱼腥草银花瘦肉汤

材料准备

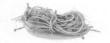
鱼腥草30克

金银花15克

连翘12克

猪瘦肉100克

○ 制作方法

❶鱼腥草、金银花、连翘用清水洗净，放入锅内，加适量水，用小火煮30分钟，去渣留汁。❷猪瘦肉洗净切片，放入药汤里，用小火煮熟，调味即成。

· 功能效用 ·

本品具有清热解毒、排脓的功效，对肺炎、肺脓肿等咳黄痰、脓痰者有较好的食疗作用。

鱼腥草杏仁鸡蛋羹

材料准备

鸡蛋清4个，薏苡仁150克，鱼腥草100克，甜杏仁50克，红枣、蜜糖适量。

○ 制作方法

❶薏苡仁、甜杏仁、鱼腥草分别洗净；红枣去核、洗净；鸡蛋清放入大碗中搅打均匀。❷薏苡仁、甜杏仁、红枣放入锅中，加入适量清水，置大火上煮沸，再转小火煲约1小时。❸再放入鱼腥草煲约30分钟，趁热冲入放有鸡蛋清的碗中，最后加入蜜糖调匀，即可食用。

· 功能效用 ·

本品可以清热解毒、消痈排脓、利尿通淋。另外，它还有抗菌、抗病毒的作用，是一种天然的抗生素，还能止咳平喘、润肠通便。

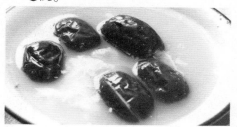

茶酒

鱼腥草红枣茶

材料准备

鱼腥草50克

红枣5粒

⬤ 制作方法

①鱼腥草洗净，红枣切开去核。②鱼腥草、红枣入锅，加水3000毫升，煮沸后转小火再煮20分钟。③滤渣即可饮用。

·功能效用·

鱼腥草具有清热解毒、化痰止咳、镇痛、杀菌、抗病毒、增强人体免疫力、抗癌、乌发、滋补强身等作用。本品具有清热解毒、止泻止痢的功效，用于治疗痢疾、急性肠炎等湿热引起的疾病，还可治疗各种热毒化脓性疾病。

甘草

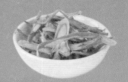

食材档案

【别　　名】甜草根、粉草、棒草。

【性味归经】性平，味甘；归心、肺、脾、胃经。

【功效主治】补脾益气、清热解毒、祛痰止咳。用于脾胃
　　　　　　虚弱、倦怠乏力、心悸气短、咳嗽痰多。

【适宜人群】心气不足者，食少便溏者，痰多咳嗽者，食
　　　　　　物中毒者。

【忌用人群】孕妇、肥胖人群、月经不调者。

【配伍须知】不宜与京大戟、芫花、甘遂、海藻同用。

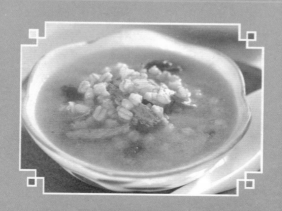

餐桌上的营养菜式

粥

甘麦红枣粥

材料准备

甘草15克，浮小麦50克，红枣10枚，调味料适量。

○ 制作方法

①甘草放入锅中熬煮，去渣取汁备用。②把药汁与浮小麦、红枣一起放入锅中煮粥，粥将熟时，再将调味料放入锅中调味即可。

· 功能效用 ·

甘草有清热解毒、补脾益气、缓急止痛的功效；浮小麦有养心、益肾、和血、健脾的功效；红枣有养血安神、缓肝急、治心虚的功效。三者相配伍，能甘缓滋补、宁心安神、柔肝缓急，特别适合更年期妇女食用。

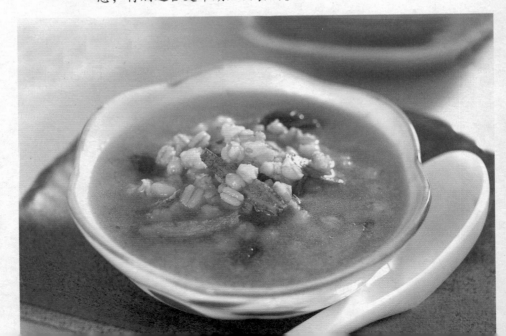

汤羹

甘草蛤蜊汤

材料准备

蛤蜊500克

陈皮5克

桔梗5克

甘草5克

盐适量

姜片3片

○ 制作方法

❶蛤蜊用少许盐水泡至完全吐沙。❷锅内放入适量水，将陈皮、桔梗、甘草洗净后放入锅内，加入姜片，大火煮至开后改小火煮约25分钟。❸放入蛤蜊，煮至蛤蜊张开，再用盐调味即可。

· 功能效用 ·

甘草补脾益气、清热解毒、祛痰止咳，可用于脾胃虚弱、倦怠乏力、心悸气短、咳嗽痰多；蛤蜊有滋阴、软坚、化痰的作用，可滋阴润燥。本品能强化心脏及脾脏的造血功能，有开宣肺气、滋阴润肺的功效，常食可增强体质，预防感冒。

茶酒

荷叶甘草茶

材料准备

荷叶100克

甘草5克

白术5克

桑叶5克

○ 制作方法

❶荷叶洗净，切碎；甘草、白术、桑叶洗净备用。❷把甘草、白术、桑叶、荷叶碎放入锅中，加水煮10分钟。❸滤渣取汁饮用即可。

· 功能效用 ·

本品具有清心安神、降糖、降脂、清热利尿等功效，可缓解糖尿病患者五心烦热、口渴多饮、失眠多梦等症状。

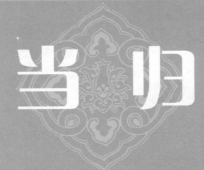
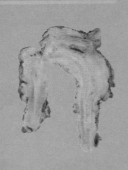

食材档案

【别　　名】云归、马尾归。

【性味归经】性温，味甘、辛；归肝、心、脾经。

【功效主治】补血活血、调经止痛、润肠通便。用于月经
　　　　　　不调、经闭、痛经、跌打损伤等症。

【适宜人群】腹胀疼痛、月经不调、气血不足者，血虚便
　　　　　　秘者，产后、病后体虚者。

【忌用人群】湿盛中满、大便溏泄者。

【配伍须知】与羌活、防风、秦艽等药配伍，可活血、散寒、
　　　　　　止痛。

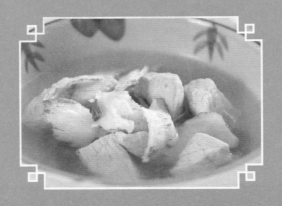

餐桌上的营养菜式

粥

当归鹌鹑枸杞子粥

 材料准备

当归、枸杞子各15克，鹌鹑1只，茶树菇适量，大米80克，盐3克，食用油、姜丝、葱花各适量。

制作方法

❶大米淘净；鹌鹑洗净，切小块；茶树菇、当归、枸杞子洗净。
❷油锅烧热，放入鹌鹑块和姜丝，加盐炒熟盛出。❸锅置火上，注入清水，放入大米煮至五成熟，再放入除盐和葱花以外的所有材料，煮至米粒开花后关火，加盐调味，再撒上葱花即可。

·功能效用·

本品有养肝补血、补中益气、清利湿热的功效。

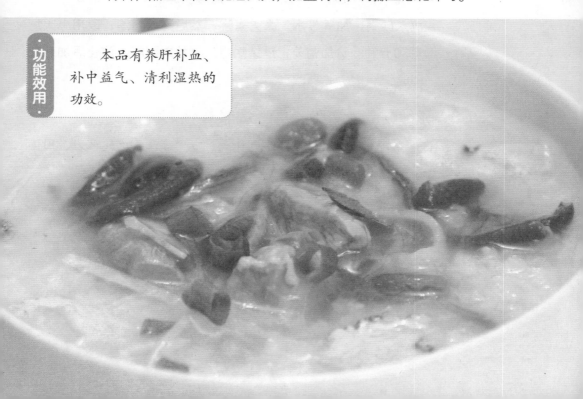

菜肴

葡萄当归煲猪血

材料准备

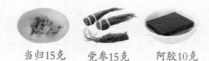

当归15克　　党参15克　　阿胶10克

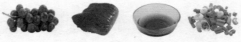

葡萄150克　猪血200克　料酒适量　葱花适量

○ 制作方法

①葡萄洗净、去皮备用；当归、党参择洗干净，切成片。②猪血洗净，焯透，切方块，再将猪血块与当归片、党参片一同放入砂锅，加适量水，大火煮沸，然后烹入料酒，改用小火煨煮30分钟。③加葡萄，继续煨煮。④放入阿胶，溶化后加葱花即成。

·功能效用·

本品能补气益脾、养血补血。常食可改善少气乏力、困倦等症。

汤羹

当归党参红枣鸡汤

材料准备

党参15克，当归12克，红枣8枚，鸡腿1只，盐2克。

○ 制作方法

❶鸡腿洗净剁块，放入水中焯熟，捞起冲净；当归、党参、红枣洗净备用。❷把鸡腿肉、党参、当归、红枣一同入锅，加适量水，大火煮开，转小火续煮30分钟，加盐调味即可。

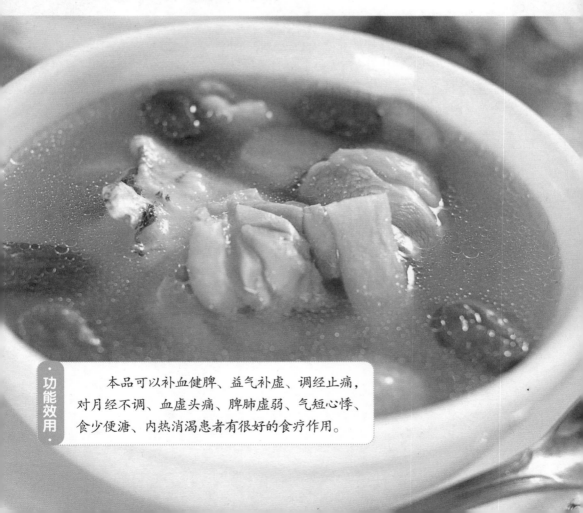

·功能效用·

本品可以补血健脾、益气补虚、调经止痛，对月经不调、血虚头痛、脾肺虚弱、气短心悸、食少便溏、内热消渴患者有很好的食疗作用。

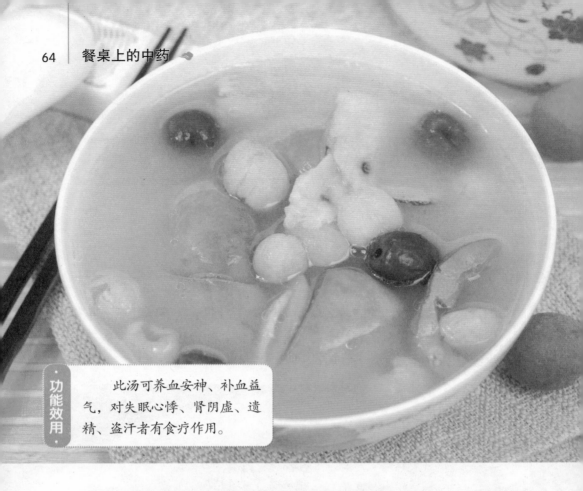

此汤可养血安神、补血益气，对失眠心悸、肾阴虚、遗精、盗汗者有食疗作用。

当归龙眼猪腰汤

材料准备

猪腰150克，龙眼肉30克，当归10克，姜片适量，盐1克，红枣4颗。

○ 制作方法

❶猪腰洗净，切开，除去白色筋膜；当归、龙眼肉、红枣洗净。❷锅中注水，下入猪腰焯水，去除血沫，捞出切块。❸煲内放入适量清水，大火煲滚后加入除盐以外的所有材料，再改用小火煲2小时，加盐调味即可。

归芪白芍瘦肉汤

材料准备

当归、黄芪各20克，白芍10克，猪瘦肉60克，盐适量。

制作方法

①当归、黄芪、白芍洗净，备用；猪瘦肉洗净，切块，备用。②锅置火上，注入适量清水，将当归、黄芪、白芍与猪瘦肉块放入锅中，炖至猪瘦肉块熟烂。③加盐调味即可。

功能效用

此汤可补气活血、疏肝和胃，对体质虚弱、胁肋疼痛、肝炎、月经不调、产后血虚者有食疗作用。

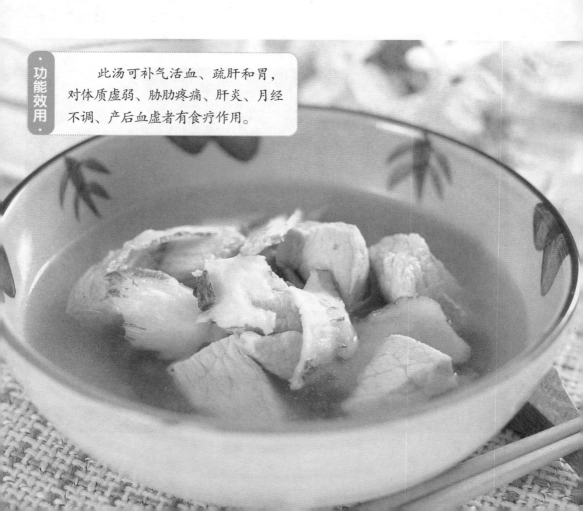

当归天麻羊脑汤

材料准备

当归20克，天麻30克，龙眼肉20克，羊脑200克，生姜丝适量，盐5克。

制作方法

①当归、天麻、龙眼肉洗净，浸泡。②羊脑轻轻放入清水中漂洗，除去表面黏液，撕去表面黏膜，用牙签或镊子挑去血丝、筋膜，洗净后再用漏勺装着放入沸水中，稍烫即捞起。③当归、天麻、龙眼肉、羊脑、生姜丝置于炖盅内，注入沸水500毫升，加盖，隔水炖3小时，再加盐调味即可。体质虚寒者可加少许酒调服。

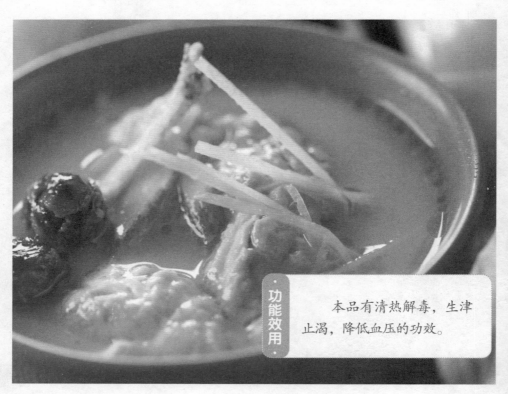

功能效用

本品有清热解毒，生津止渴，降低血压的功效。

当归郁金猪蹄汤

材料准备

当归10克

郁金8克

猪蹄250克

蜜枣5枚

生姜15克

盐适量

○ 制作方法

①猪蹄刮去猪毛，处理干净后用清水洗净，再焯水煮5分钟，捞出，过冷后斩块备用；生姜切片。②其他材料（除盐）洗净备用。③上述材料放入锅内，加适量水，大火浇沸后，转小火炖煮3小时。④待猪蹄熟烂，加入盐调味即可。

· 功能效用 ·

本品可以理气活血、疏肝解郁，用于面色姜黄、郁郁寡欢等症的辅助治疗。

当归牛鞭壮阳汤

材料准备

当归30克

冬虫夏草8克

牛鞭1条

猪瘦肉100克

盐适量

○ 制作方法

①猪瘦肉洗净，切大块；当归用水略冲；冬虫夏草洗净。②牛鞭洗净，切成段。③把以上所有材料一同放入砂锅内，加适量清水，用大火煮沸，再改用小火煮至猪瘦肉熟烂，然后依据个人的口味调入盐即可。

· 功能效用 ·

牛鞭主治肾虚阳痿、遗精、腰膝酸软等症。此汤具有填精补髓、补肾壮阳的功效。

熟地黄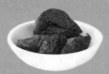

食材档案

【别　　名】大熟地。

【性味归经】性微温，味甘；归肝、肾经。

【功效主治】补血滋阴、益精填髓。用于肝肾阴亏、遗精
　　　　　　盗汗、月经不调、腰膝酸软。

【适宜人群】肝肾阴虚者。

【忌用人群】气滞痰多、湿盛中满、食少便溏者。

【配伍须知】与当归、白芍、川芎同用，可治疗血虚萎黄、
　　　　　　眩晕、心悸失眠及月经不调等症。

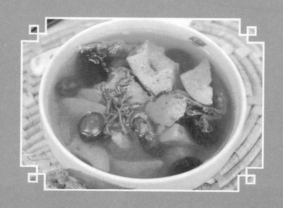

餐桌上的营养菜式

菜肴

熟地当归鸡

材料准备

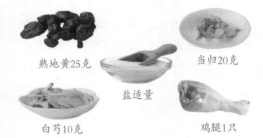

熟地黄25克　　当归20克

盐适量

白芍10克　　鸡腿1只

⊙ 制作方法

①鸡腿洗净剁块，放入水中焯一下，捞起冲净；几味药材用清水快速洗净。②鸡腿块和所有药材放入炖锅中，加6大碗水，以大火煮开，再转小火续炖30分钟。③起锅前，加盐调味即成。

·功能效用·

本品能养血补虚，适合各种原因引起的贫血患者食用。此外，老年人也可经常食用，既可补血，又能滋肾。

汤羹

熟地百合鸡蛋汤

材料准备

百合、熟地黄各５０克，熟鸡蛋２个，蜂蜜适量。

⊙ 制作方法

①熟地黄、百合洗净；熟鸡蛋去壳。②锅置火上，将熟地黄、百合、鸡蛋一起放入锅内，加适量水煮15分钟。③出锅前调入蜂蜜即可。

·功能效用·

此汤有养阴润肺、清心安神的作用，秋季食用可以治疗阴虚久咳、虚烦惊悸、失眠多梦等症。

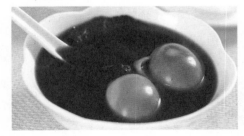

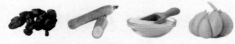

熟地丝瓜汤

材料准备

熟地黄30克　丝瓜250克　盐8克　蒜适量

香油适量　姜适量　葱适量

◎ 制作方法

①丝瓜洗净去皮，切片；姜切丝，葱切末，蒜切片。②熟地黄用水煎煮，取汁液。③锅内加水，下入丝瓜片、姜丝、葱末、蒜片，大火烧沸后，改用小火煮3～5分钟。④兑入熟地黄汁，再次煮沸，调入盐、香油即成。

· 功能效用 ·

丝瓜富含B族维生素，能防止皮肤老化、消除斑块；熟地黄可滋阴养血、滋补肝肾。本品对消除肝肾亏虚引起的色斑有很好的效果。

糕点小吃

熟地双味肠粉

材料准备

红枣、枸杞子、熟地黄、虾仁、韭菜、猪肉丝、河粉薄饼、水淀粉、米酒、甜辣酱、无盐生抽各适量。

◎ 制作方法

①红枣、枸杞子、熟地黄洗净，煎成药汁；虾仁洗净，去除虾线；韭菜洗净，切段。②猪肉丝、虾仁加入米酒、无盐酱油、甜辣酱腌渍15分钟。③一半河粉薄饼包入猪肉丝和韭菜，另一半薄饼包入虾仁和韭菜。④包好的河粉卷装盘，蒸熟；药汁上锅，加水淀粉勾芡，淋在河粉上即可。

· 功能效用 ·

本品可滋阴养血、补肾藏精。

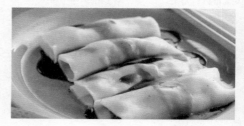

白芍

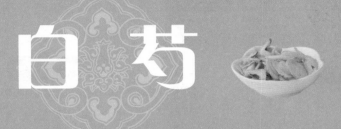

食材档案

【别　　名】金芍药、离草根。

【性味归经】性微寒，味苦、酸；归肝、脾经。

【功效主治】养血调经、敛阴止汗、柔肝止痛、平抑肝阳。
用于治疗胸腹疼痛、泻痢腹痛、自汗、盗汗、
阴虚发热、月经不调。

【适宜人群】血虚、面色萎黄、眩晕心悸、月经不调、产
后血瘀腹痛者，肝炎、抑郁症、胃痛、消化
性溃疡患者。

【忌用人群】小儿麻疹、虚寒、腹痛、泄泻者。

【配伍须知】忌与藜芦同用。

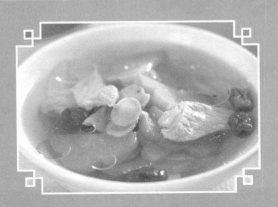

餐桌上的营养菜式

汤羹

白芍红豆鲫鱼汤

材料准备

鲫鱼1条（约350克），红豆500克，白芍10克，盐适量。

○ 制作方法

①鲫鱼收拾干净；红豆洗净，放入清水中泡发。②白芍用清水洗净，放入锅内，加水煎10分钟，取汁备用。③另起锅，放入鲫鱼、红豆及白芍药汁，加适量水，炖至鱼熟豆烂，再加盐调味即可。

·功能效用·

此汤可疏肝止痛、利水消肿，对病毒性肝炎、肝硬化、肝腹水患者有食疗作用。

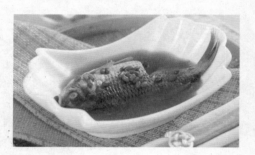

白芍竹荪山药排骨汤

材料准备

白芍10克　　　山药250克　　　香菇3朵

竹荪15克　　猪排骨段1000克　　盐2小匙

○ 制作方法

①猪排骨段洗净，焯水；山药去皮，洗净切块；香菇去蒂，冲净，切片；竹荪泡发，去伞帽、杂质，切段。②猪排骨段放入锅中，再放入白芍，加适量水，炖煮20分钟。③加入山药块、香菇片、竹荪段续煮10分钟，再加盐调味即成。

·功能效用·

此汤能养肝补血，还能调经理带，改善血虚、脸色青黄或苍白等症。

何首乌

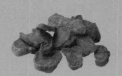

食材档案

【别　　名】地精、首乌。

【性味归经】性微温，味苦、甘、涩；归肝、心、肾经。

【功效主治】制何首乌补肝肾、益精血、乌须发、强筋骨、化浊降脂；生何首乌解毒、消痈、截疟、润肠通便。

【适宜人群】血虚头晕、肾虚、头发早白、脱发、腰膝酸软、阴虚盗汗、烦热失眠者。

【忌用人群】大便溏泄、脾湿中阻、食积腹胀者，风寒感冒未愈者，高胆固醇患者。

【配伍须知】与防风、苦参、薄荷等同用，煎汤外洗，可治遍身疮肿痒痛。

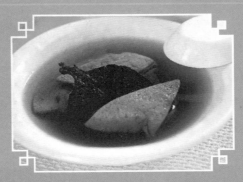

🥘 餐桌上的营养菜式

汤羹

何首乌鸡肝汤

材料准备

何首乌15克

荷兰豆50克

鸡肝50克

姜适量

盐适量

○ 制作方法

❶鸡肝剔去肥油、血管等杂质，洗净，沥干，切大片。❷荷兰豆撕去边筋，洗净；姜洗净，切丝。❸何首乌放入煮锅，加适量水，大火煮开，转小火续煮15分钟。❹放入鸡肝，再放入荷兰豆和姜丝煮熟，加盐调味即可。

· 功能效用 ·

动物肝脏有补肝作用，还能增进视力、缓解眼睛疲劳。

何首乌黄精肝片汤

材料准备

何首乌10克，黄精5克，猪肝200克，胡萝卜1根，鲍鱼菇6片，葱1根，姜1小块，豆苗少许，盐适量。

○ 制作方法

❶药材和食材均洗净。❷胡萝卜切块，豆苗、葱切段；鲍鱼菇焯水后备用；姜切片；何首乌、黄精煎水，去渣留汁。❸猪肝切片，焯去血水。❹药汁放入锅中煮开，再将所有食材放入锅中，加盐煮熟即成。

· 功能效用 ·

此汤可以补肾养肝、乌发防脱、补益精血。

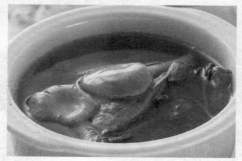

何首乌盐水猪肝汤

材料准备

何首乌15克，猪肝300克，花椒、大料、盐各适量。

制作方法

①猪肝洗净，切成片。②猪肝片放入开水中烫3分钟，捞出洗净。③何首乌、花椒、大料、盐与猪肝片同煮至熟，离火后将猪肝片泡在汤里3小时后食用。

· 功能效用 ·

本品具有滋阴补虚、益肾藏精、养肝补血等功效。

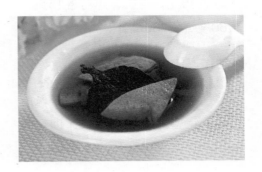

茶酒

何首乌芝麻茶

· 功能效用 ·

本品具有补肝肾、益精血的功效，可预防白发、脱发。

材料准备

何首乌5克，芝麻粉20克，蜂蜜少许。

制作方法

①何首乌洗净，切成小块。②锅置火上，加入750毫升清水，放入何首乌块，煮开后转小火再煮20分钟，滤渣后加入芝麻粉调匀。③加入蜂蜜调匀即可饮用。

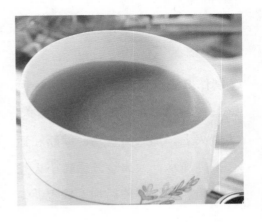

何首乌生发酒

材料准备

制何首乌、熟地黄、黑豆、黑芝麻各35克，当归、川芎各15克，60度烧酒750毫升。

制作方法

①所有药材共研为粗末，浸入酒中。②密封浸泡15～20天即可服用。每次服10毫升，每日3次。

· 功能效用 ·

何首乌生发酒既可以乌发、生发，又可以强身健体、滋补肝肾。

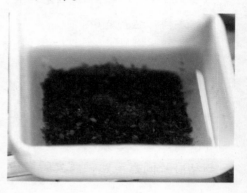

何首乌续断饮

材料准备

何首乌、续断各5克，蜂蜜少许。

制作方法

①何首乌、续断洗净备用。②锅置火上，加入何首乌、续断和适量纯净水，大火烧开后转小火煮20分钟。③滤渣后加入蜂蜜调匀即可饮用。

· 功能效用 ·

本品具有补肾壮阳、强筋壮骨、乌发明目等功效。

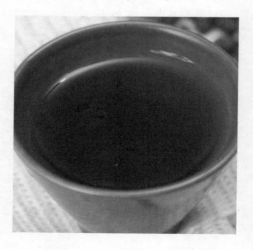

菜肴

何首乌炒猪肝

材料准备

猪肝300克

何首乌20克

韭菜薹250克

盐适量

水淀粉适量

香油适量

○ 制作方法

① 猪肝洗净，切片焯水，沥干。

② 韭菜薹切段；何首乌放入锅中，加适量清水，大火煮沸，转小火续煮10分钟后离火，滤取药汁与水淀粉混合拌匀。③ 起锅烧油，放入沥干的猪肝片、韭菜薹段翻炒片刻（切记时间不宜过长），加入盐和香油拌炒均匀，淋上药汁水淀粉勾芡即可。

· 功能效用 ·

本品可滋补肝肾、养血明目，对肝肾亏虚、血虚者均有补益作用。

何首乌黑豆煲鸡爪

材料准备

鸡爪8只

猪瘦肉片100克

黑豆20克

红枣适量

何首乌10克

盐3克

○ 制作方法

① 鸡爪斩去趾甲，洗净，备用；红枣、何首乌洗净泡发，备用；猪瘦肉片洗净，焯水去腥，沥水备用。② 黑豆洗净放入锅中，炒至豆壳裂开。③ 把除盐以外的所有材料放入煲中，加适量清水，用大火烧开后转小火煲3小时，再放入盐调味即可。

· 功能效用 ·

本品可滋阴、补肝肾、益气养血，有很好的滋补作用，适合气血不足、头昏眼花的患者食用。

阿胶

食材档案

【别　　名】驴皮胶、傅致胶。

【性味归经】性平，味甘；归肺、肝、肾经。

【功效主治】滋阴润燥、补血止血、安胎。用于治疗眩晕、
　　　　　　心悸失眠、血虚胎漏、虚痨咳嗽、吐血、便血、
　　　　　　月经不调。

【适宜人群】体质虚弱、血虚萎黄、眩晕心悸者，贫血患者，
　　　　　　月经不调者、妊娠胎漏者。

【忌用人群】素体内热较重，口干舌燥、潮热盗汗者，脾
　　　　　　胃有湿、大便稀溏者。

【配伍须知】与天冬、麦冬、百部等滋阴润肺药同用，可
　　　　　　治疗肺肾阴虚，劳嗽咯血。

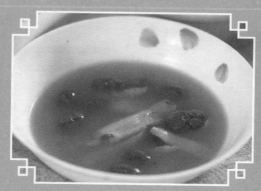

餐桌上的营养菜式

粥

阿胶粥

材料准备

糯米30克

阿胶15克

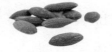

杏仁10克

马兜铃10克

○ 制作方法

① 糯米淘洗干净。锅置火上，加入适量清水，放入糯米熬煮。

② 杏仁洗净备用；马兜铃去皮洗净，切成小块，与杏仁一起放入锅中熬煮，取汤汁备用；阿胶溶化取汁。③待糯米将熟，加入以上汤汁煮沸即可。

· 功能效用 ·

阿胶性平，用于咳嗽、气短、慢性支气管炎等症，有润肺平喘之功效。

糯米、阿胶二者同食能有效治疗阴虚型月经过多，崩漏，适用于月经量多、血色鲜红、头晕乏力、口干烦躁、手足心热、盗汗、失眠等症。

阿胶龙眼人参粥

材料准备

阿胶15克

龙眼肉10颗

人参3克

红豆适量

大米100克

白糖8克

○ 制作方法

① 大米洗净泡发；人参、龙眼肉洗净；红豆洗净，泡发；阿胶打碎，以小火烊好备用。②锅置火上，注适量清水，放入大米、红豆，用大火煮至米粒开花。③放入人参、龙眼肉，再加入已经烊好的阿胶搅匀，小火煮沸，放白糖调味即成。

· 功能效用 ·

此粥具有补益气血、养阴健脾、安神助眠的功效。

菜肴

阿胶枸杞子炖甲鱼

材料准备

甲鱼1只，山药30克，枸杞子6克，阿胶10克，生姜3片，料酒5毫升，清鸡汤700毫升，盐适量。

○ **制作方法**

① 甲鱼洗净，切成块；山药、枸杞子洗净，山药切片。② 把甲鱼块、清鸡汤、山药片、枸杞子、生姜片、料酒置于炖盅内，隔水炖2小时。③ 放入阿胶，再继续小火炖30分钟，调入盐即可。

功能效用

此汤可滋阴补血、益气补虚，对月经不调、高血压、冠心病患者有食疗的作用。

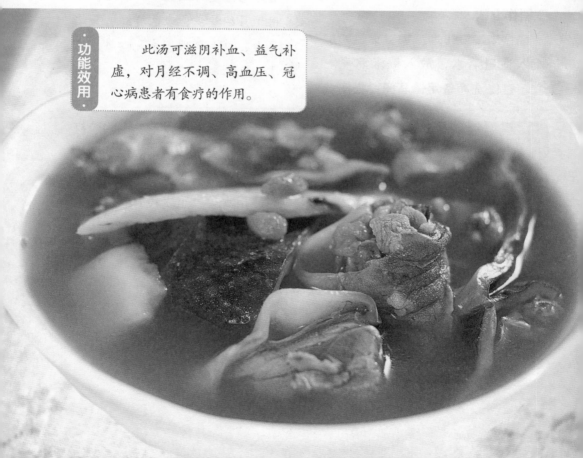

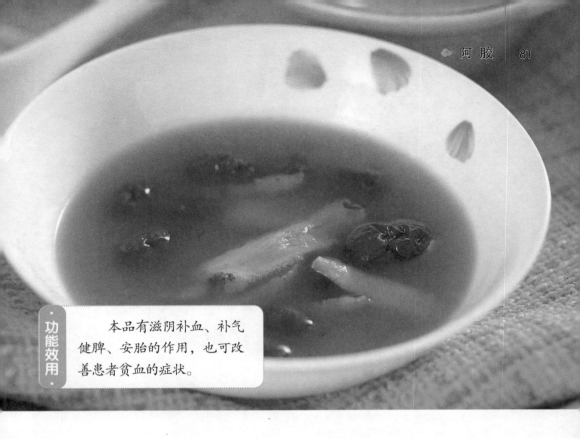

功能效用

本品有滋阴补血、补气健脾、安胎的作用，也可改善患者贫血的症状。

汤羹

阿胶黄芪红枣汤

材料准备

阿胶10克，黄芪18克，红枣10颗，盐适量。

○ 制作方法

①黄芪、红枣分别洗净，备用。②阿胶洗净，切成小块。③锅内注入适量清水，大火煮沸后，放入黄芪、红枣，转小火煮10分钟，再放入阿胶块，煮至阿胶溶化，加盐调味即可。

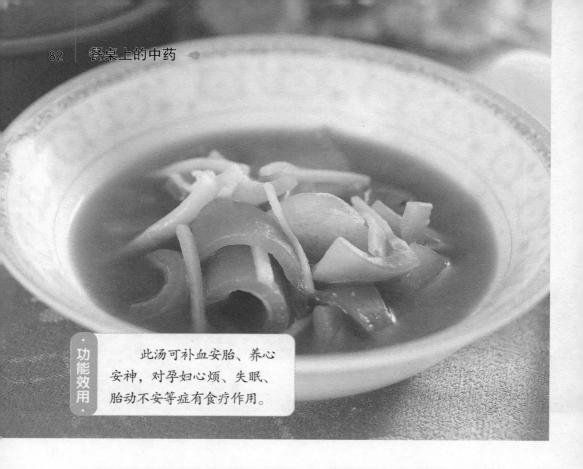

·功能效用·

此汤可补血安胎、养心安神，对孕妇心烦、失眠、胎动不安等症有食疗作用。

阿胶猪皮汤

材料准备

猪皮500克，阿胶10克，葱段15克，姜丝5克，花椒水、绍酒各20毫升，生抽5克，盐、蒜末各3克，香油2毫升。

○ 制作方法

❶阿胶和绍酒放入碗中，上笼把阿胶蒸化。❷猪皮入锅煮透，用刀将猪皮里外刮洗干净，切条。❸取2000毫升开水与所有材料一同入锅，用大火烧开，转小火熬30分钟后淋入香油即可。

阿胶鸡蛋汤

材料准备

鸡蛋1只，阿胶30克，冰糖适量。

制作方法

❶煲内注入适量清水煮沸，放入阿胶、冰糖。❷转中火煮至阿胶、冰糖完全溶化。❸鸡蛋打散，把鸡蛋液淋入汤中，搅成蛋花状，再续煮10分钟即可。

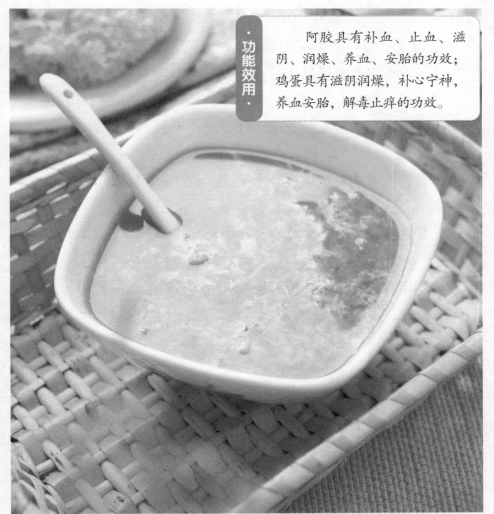

·功能效用· 阿胶具有补血、止血、滋阴、润燥、养血、安胎的功效；鸡蛋具有滋阴润燥，补心宁神，养血安胎，解毒止痒的功效。

龙眼肉

食材档案

【别　　名】龙眼干、桂圆肉。

【性味归经】性温，味甘；归心、脾经。

【功效主治】补益心脾、养血安神、健脾止泻。用于气血不足、营养不良、神经衰弱、健忘、记忆力衰退。

【适宜人群】产后病后体虚者，慢性消耗性疾病患者，失眠、肾虚、便秘者。

【忌用人群】痰多火盛、舌苔厚腻、大便滑脱、感冒未愈、阴虚火旺、痰湿中阻者。

【配伍须知】与枸杞子、百合炖汤服用，能养心安神。

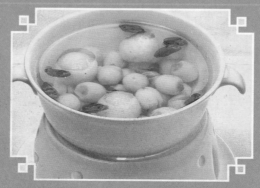

餐桌上的营养菜式

粥

龙眼莲芡粥

材料准备

龙眼肉适量

莲子适量

芡实适量

大米100克

盐2克

葱少许

○ 制作方法

❶大米洗净泡发；芡实、龙眼肉洗净；莲子洗净，挑去莲心；葱洗净，切葱花。❷锅置火上，注水后，放入大米、芡实、莲子，用大火煮至米粒开花。❸放入龙眼肉，改用小火续煮至粥熟时，放入盐调味，再撒上葱花即可。

· 功能效用 ·

此粥具有养心安神、补肾健脾、缩尿止遗的功效。

板栗龙眼粥

材料准备

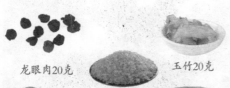
龙眼肉20克 玉竹20克 大米90克 板栗20克 白糖适量

○ 制作方法

❶板栗去壳、去内皮洗净，切碎；龙眼肉、玉竹洗净；大米洗净泡发。❷锅置火上，注入清水，放入大米，用大火煮至米粒开花。❸放入板栗碎、龙眼肉、玉竹，用中火煮至熟后，放入白糖调味即可。

· 功能效用 ·

龙眼有补血安神、健脑益智、补养心脾、滋补强身的功效。此粥能补肾强腰、补益心脾、养血安神、润肤美容。

龙眼枸杞子粥

材料准备

粳米100克，龙眼肉15克，枸杞子10克，红枣4颗，冰糖10克。

制作方法

❶粳米淘洗干净，用冷水浸泡半小时，捞出，沥干水分。❷枸杞子用温水泡至回软，洗净捞出，沥干水分；红枣洗净，去核；龙眼肉洗净。❸锅中加入1000毫升冷水，将粳米放入，大火烧沸10分钟后下入龙眼肉、枸杞子、红枣，然后转小火熬煮。❹见粥变稠时下入冰糖拌匀，再稍焖片刻即可盛起食用。

· 功能效用 ·

本品滋阴润燥、清肝明目，对结膜炎有食疗作用。

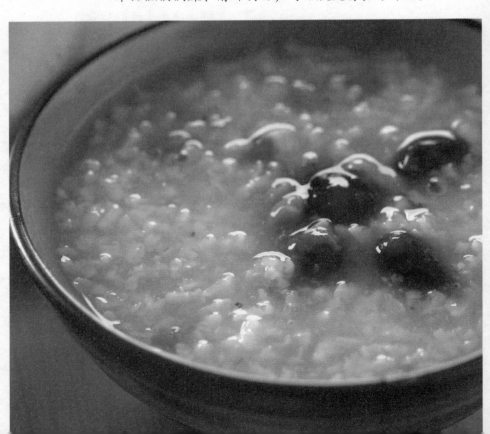

龙眼枸杞糯米粥

材料准备

龙眼肉40克，枸杞子10克，糯米100克，白糖5克。

制作方法

①糯米洗净，用清水浸泡；龙眼肉、枸杞子洗净。②锅置火上，放入糯米，加适量清水煮至粥将成。③放入龙眼肉、枸杞子煮至糯米熟烂，再加白糖稍煮便可。

·功能效用·

糯米能补中益气、健脾止泻；龙眼具有补气血、安神定志的功效；枸杞子属于补阴药，具有益精明目、滋补肝肾的功效。本品具有补气养血、滋补肝肾、安神定志、补脾止泻等功效。

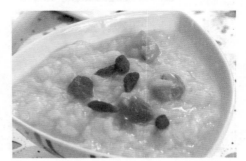

龙眼莲子糯米粥

材料准备

龙眼肉、莲子、红枣各10克，糯米100克，白糖5克。

制作方法

①糯米、莲子洗净，放入清水中浸泡；龙眼肉、红枣洗净，红枣去核备用。②锅置火上，放入适量清水，同糯米、莲子煮至食材将熟。③放入龙眼肉、红枣煮至粥熟烂，加白糖调匀即可。

·功能效用·

龙眼不仅有保护血管、防止血管硬化的作用，还有养血安神的功效。本粥适用于气血不足、血虚萎黄患者食用。

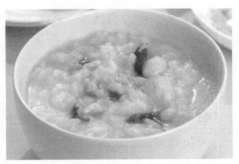

龙眼核桃青菜粥

材料准备

大米100克，龙眼肉、核桃仁各20克，青菜20克，白糖5克。

制作方法

①大米淘洗干净，放入清水中浸泡；青菜洗净，切成细丝。②锅置火上，放入大米，加适量清水，煮至八成熟。③放入龙眼肉、核桃仁，煮至米粒开花，再放入青菜稍煮，最后加白糖稍煮即可。

·功能效用·

龙眼用于治疗心脾虚损、气血不足所致的失眠、健忘、惊悸、眩晕等症。龙眼肉与核桃仁一同煮粥，具有补心安神、保护心血管的作用。

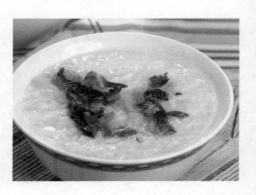

桂荔红枣糯米粥

材料准备

龙眼肉、荔枝各20克，红枣10克，糯米100克，葱花、冰糖适量。

制作方法

①糯米、龙眼肉洗净。②荔枝去壳取肉；红枣去核。③糯米、龙眼肉、荔枝、红枣一起放入锅中，加适量水，煮至米粒开花。④加入冰糖熬溶后调匀，再撒上葱花即可。

·功能效用·

本品具有补血安神，健脑益智、补养心脾，以及健脾和胃、增强食欲等功效。女性常食用此粥，不仅可以补气血，还可以促进血液循环，使人面色红润。

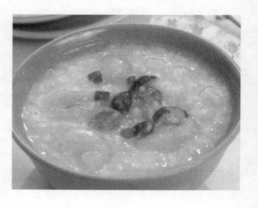

龙眼陈皮糯米粥

材料准备

龙眼肉20克

糯米100克

陈皮10克

生姜5克

白糖5克

制作方法

①糯米淘洗干净，放入清水中浸泡；龙眼肉、陈皮洗净；生姜洗净切丝。②锅置火上，放入糯米，加适量清水，煮至粥将成。③放入龙眼肉、陈皮、生姜丝，煮至米烂后放入白糖调匀即可。

· 功能效用 ·

此粥具有补益心脾、益气养血的功效，对小儿流涎有很好的食疗作用。

龙眼大米粥

材料准备

龙眼肉20克，大米100克，盐2克，葱花适量。

制作方法

①大米淘洗干净，龙眼肉洗净。②锅置火上，加入适量清水，放入大米，用大火煮开。③加入龙眼肉同煮片刻，再以小火煮至粥浓稠，调入盐拌匀调味，再撒上葱花即可。

· 功能效用 ·

本品有滋阴补肾、润肺开胃、益脾养血、安神等功效，但是龙眼肉是一种热性的食物，体内燥热、容易上火的人群，不建议经常食用。

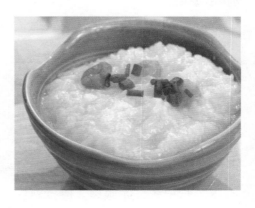

菜肴

龙眼炖鸡肉

材料准备

鸡肉300克，枸杞子10克，龙眼肉、鲜笋各50克，娃娃菜100克，鸡蛋清1个，盐、白糖、料酒、食用油各适量。

制作方法

① 鸡肉洗净，切成块，加入盐、料酒、鸡蛋清腌制片刻。② 鲜笋洗净，切成块；娃娃菜洗净，切瓣。③ 锅加油烧热，下入鸡肉块、鲜笋块略炒，再加入料酒、盐、白糖、清水、龙眼肉、

枸杞子烧沸，然后倒入电锅中煲10分钟，放入娃娃菜续煮5分钟即成。

功能效用

本品适合贫血、气血两亏型患者食用。

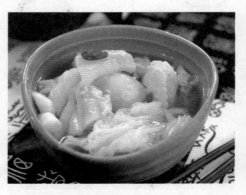

汤羹

龙眼莲子羹

材料准备

龙眼肉20克，枸杞子10克，莲子50克，白糖10克。

制作方法

① 莲子洗净，泡发；枸杞子、龙眼肉均洗净备用。② 锅置火上，注入清水后，放入莲子煮沸，再下入枸杞子、龙眼肉。③ 煮熟后

放入白糖调味即可食用。

功能效用

本品具有补血养心、安神除烦、涩精固泻等功效。

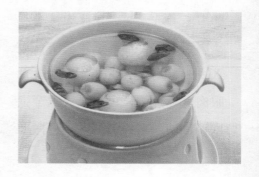

龙眼红枣莲子羹

材料准备

龙眼肉100克

莲子80克

枸杞子10克

红枣5克

白糖5克

○制作方法

❶莲子、枸杞子泡发，红枣去核。❷锅内放入适量清水，再将除白糖外所有备好的材料放入锅中，上火煲煮。❸煲好后加入白糖即可。

·功能效用·

本品富含多种氨基酸，维生素P含量丰富，既能补气血、养心安神，又有治疗神经衰弱、保护血管、防止血管硬化等作用。

龙眼山药红枣汤

材料准备

龙眼肉60克，山药150克，红枣15克，冰糖适量。

○制作方法

❶山药削皮洗净，切小块；红枣洗净。❷汤锅内加适量水，煮开，加入山药块煮沸，再下红枣。❸待山药熟透、红枣松软，加入龙眼肉，待龙眼肉的香甜味入汤时即可熄火，再加冰糖调味即可。

·功能效用·

此汤能补虚健体、益气补血、健脾和胃，对脾胃虚弱、肥胖等病有较好的食疗作用。

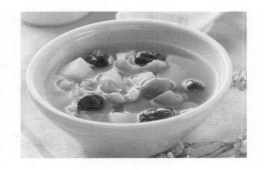

龙眼肉益智鸽蛋汤

材料准备

龙眼肉50克，益智仁10克，枸杞子50克，陈皮1块，鸽蛋4只，乳鸽1只，盐少许。

○ 制作方法

①乳鸽洗净，去毛、内脏；龙眼肉、益智仁、枸杞子和陈皮分别浸洗干净；鸽蛋隔水蒸熟，去壳。②砂锅内加入适量清水，先用大火煲至水开，然后放入上述材料，待水再次滚起，改用中火继续煲3小时左右，再加盐调味即可以食用。

· 功能效用 ·

本品可以补脾强心，益气养血，消除健忘。

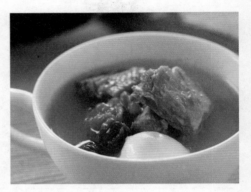

茶酒

安神酒

材料准备

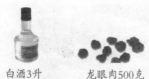

白酒3升　　　龙眼肉500克

○ 制作方法

①龙眼肉装入洁净的纱布袋中。②把装有龙眼肉的纱布袋放入合适的容器内。③白酒倒入容器后密封。④浸泡1个月后拿掉纱布袋即可饮用。

【功能效果】

此款药酒具有健脾养心、滋补气血、益智安神的功效，主治心悸怔忡、虚劳羸弱、健忘失眠、倦怠乏力、面色不华、精神不振等症。

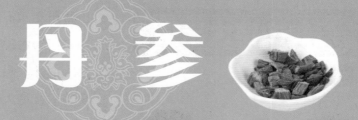

食材档案

【别　　名】紫丹参、山红萝卜、活血根、靠山红、大红袍。

【性味归经】性微寒，味苦；归心、肝经。

【功效主治】活血祛瘀、通经止痛、清心除烦、凉血消痈。
主要用于治疗心绞痛、月经不调、痛经、瘀
血腹痛等症。

【适宜人群】月经不调、痛经者，高热神昏、烦躁失眠者。

【忌用人群】出血不停者慎用。

【配伍须知】不宜与藜芦同用。

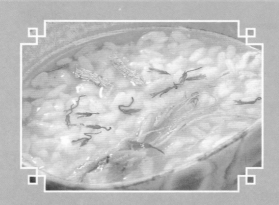

🥣 餐桌上的营养菜式

粥

丹参山楂大米粥

材料准备

丹参20克

冰糖5克

干山楂30克

大米100克

葱花少许

○ 制作方法

❶大米洗净，放入水中浸泡；干山楂用温水泡后洗净。❷丹参洗净，用纱布袋装好，扎紧封口，煎水取汁。❸锅置火上，放入适量清水，把大米煮至七成熟，放入山楂，再倒入丹参汁煮至粥成。❹放入冰糖调匀，再撒上葱花即可。

· 功能效用 ·

此粥可活血化瘀、降压降脂，适合瘀血阻滞型冠心病患者食用。

丹参山药葛根粥

材料准备

丹参10克，山药20克，葛根30克，大米100克，白糖2大匙。

○ 制作方法

❶山药去皮，放入清水中浸泡后，切3厘米见方的块；丹参洗净切片；葛根用水润透，切成薄片；大米淘洗干净。❷大米、葛根片、丹参片、山药块一同放入锅内，加水800毫升，置大火上烧沸，再用小火煮35分钟，出锅前加白糖搅匀即成。

· 功能效用 ·

本品适合阴虚型高血压病。症见腰膝酸软，五心烦热，心悸失眠。

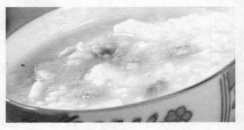

丹参红花粥

材料准备

丹参10克，红花6克，粳米150克，白糖25克。

○ 制作方法

❶丹参润透，切成细丝；红花洗净，去除杂质；粳米淘洗干净。

❷粳米、丹参丝、红花同放锅内，加适量清水，置大火上烧沸，再转小火煮35分钟，再加入白糖即成。

· 功能效用 ·

本品适合产后腹痛、血瘀者食用。症见产后小腹疼痛，拒按，恶露量少，涩滞不畅。

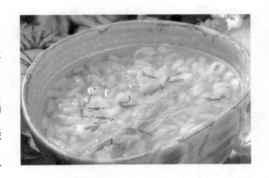

菜肴

丹参三七炖乌鸡

材料准备

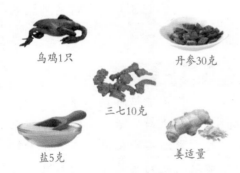

乌鸡1只

丹参30克

三七10克

盐5克

姜适量

○ 制作方法

❶乌鸡洗净切块；姜切丝；丹参、三七洗净。❷三七、丹参装入纱布袋中，扎紧袋口。❸纱布袋与乌鸡块一同放入砂锅中，加适量清水，烧开后，加入姜丝，再转小火炖1小时，最后加盐调味即可。

· 功能效用 ·

丹参活血祛瘀、安神宁心；三七止血散瘀；乌鸡滋阴补肾，三者合用可改善身体虚弱、心律失常、失眠、心悸等症。

汤羹

猪骨黄豆丹参汤

材料准备

猪骨400克

黄豆250克

桂皮10克

盐适量

丹参20克

料酒适量

制作方法

①猪骨洗净，剁块；黄豆去杂，洗净。②丹参、桂皮用干净纱布袋装好。③砂锅加水，加入猪骨块、黄豆、纱布袋，先大火烧沸，再改用小火炖煮约1小时，最后拣出纱布袋，调入盐、料酒即可。

·功能效用·

本品可活血调经、祛瘀止痛、凉血散结，对血热瘀滞所引起的阴茎异常勃起有一定的改善作用，对缺铁性贫血也很有益。

茶酒

丹参槐花酒

材料准备

槐花300克

丹参300克

米酒适量

制作方法

①丹参、槐花切碎，同米酒一起放入容器中浸泡15天。②滤出药渣，并压榨出药汁。③压榨出的药汁放入容器中。每次服用10毫升，每日3次，饭前将酒温热服用。

·功能效用·

槐花清热解毒、凉血止血；丹参既止血又活血，能排毒、止痛；米酒活血化瘀。三者合用对血瘀引起的阴茎异常勃起有一定的疗效。

百合

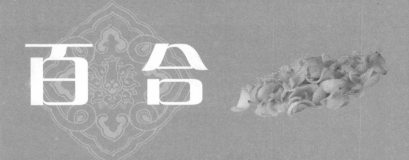

食材档案

【别　　名】倒仙、蒜脑薯。

【性味归经】性微寒，味甘；归肺、心经。

【功效主治】养阴润肺、清心安神。用于养阴清肺、润燥止咳、失眠、心悸、神志恍惚。

【适宜人群】心烦易怒者，血虚心悸、失眠多梦者，神经衰弱者，肺结核患者。

【忌用人群】风寒咳嗽、脾虚便溏者，痰湿中阻、食积腹胀者。

【配伍须知】与麦冬同用，可治虚热上扰。

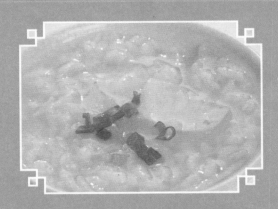

餐桌上的营养菜式

粥

百合生地粥

材料准备

百合15克，生地黄5克，大米100克，盐2克，葱5克。

○ 制作方法

①大米洗净；百合洗净；生地黄入锅，倒入一碗水小火熬至半碗，去渣待用；葱洗净，切成葱花。②锅置火上，注入清水，放入大米，用大火煮至米粒绽开。③放入百合，倒入生地黄汁，转小火煮至粥成，再加入盐调味，撒上葱花即可。

·功能效用·

本品可清热凉血、滋阴养心、润燥通便。

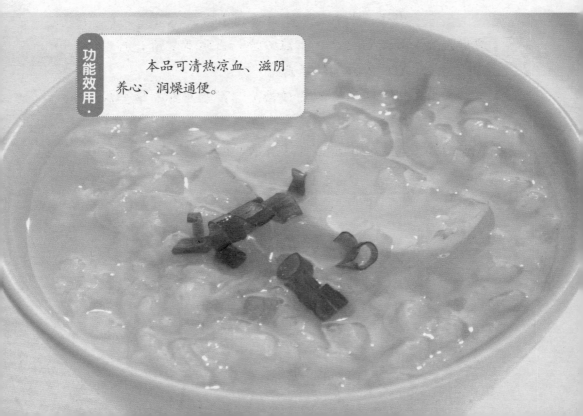

百合薏苡仁粥

材料准备

百合20克，薏苡仁90克，盐2克。

制作方法

①薏苡仁洗净，浸泡半小时后捞起沥干；百合洗净，削去边缘黑色部分备用。②锅置火上，注入清水，放入薏苡仁，用大火煮至米粒开花。③放入百合，改用小火煮至粥浓稠，再调入盐味即可。

功能效用

本品可清火润肺、养心安神、润肠通便。

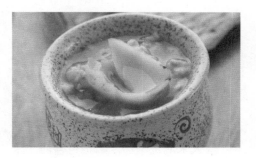

百合雪梨粥

材料准备

雪梨、百合各20克，糯米90克，冰糖20克，葱花少许。

制作方法

①雪梨去皮洗净，切片；百合泡发，洗净；糯米淘洗干净，泡发半小时。②锅置火上，注入清水，放入糯米，用大火煮至米粒绽开。③放入雪梨片、百合，转用小火煮至粥成，加入冰糖熬至溶化，再撒上葱花即可。

功能效用

梨有生津止渴、止咳化痰、清热降火、养血生肌的功效。此粥可治疗类风湿关节炎。

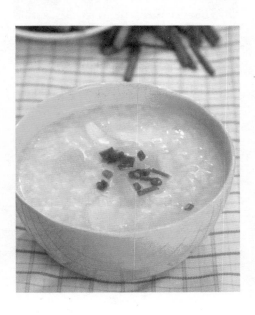

百合玉竹粥

材料准备

大米100克，百合20克，玉竹20克，冰糖2大匙。

○ 制作方法

❶百合去掉根，掰取百合花瓣，用清水洗净，放入沸水锅内焯一下，捞出沥水；玉竹用清水浸泡并洗净，改刀切成4厘米长的小段。❷大米淘洗干净。❸把百合瓣、玉竹段放入净锅内，再加入大米和适量清水。❹把锅置大火上烧沸后改用小火煮45分钟至粥熟，加入冰糖煮至溶化，出锅即成。

· 功能效用 ·

本品具有养心安神，润肺止咳的功效，对病后虚弱的人非常有益，还具有润肺止咳、养胃生津，对于燥咳，肺胃阴伤，咽燥干渴，干咳痰少而黏有较好的食疗效果。

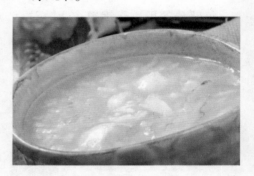

百合萝卜粥

材料准备

大米100克，白萝卜50克，枸杞子10克，百合20克，冰糖少许。

○ 制作方法

❶大米淘洗干净，用清水浸泡1小时。❷百合去黑根，洗净，放入清水中浸泡12小时。❸白萝卜去皮，洗净，切成3厘米厚的片。❹锅置火上，加入适量清水，放入大米、白萝卜片、百合、枸杞子，大火烧沸，再转小火熬煮35分钟，调入冰糖即可装碗上桌。

· 功能效用 ·

百合具有养心安神、润肺止咳的功效，对病后虚弱的人非常有益。

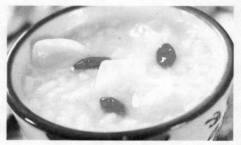

百合绿豆粥

材料准备

大米150克，百合20克，绿豆50克。

○ 制作方法

❶百合、绿豆洗净，去除泥沙；大米淘洗干净备用。❷绿豆、百合、大米一同放入锅中，加入适量清水，先用大火煮沸，再改用小火煮约35分钟，即可出锅装碗。

· 功能效用 ·

本品适合伤阴型小儿暑热。症见发热、虚烦不安、口渴多饮。

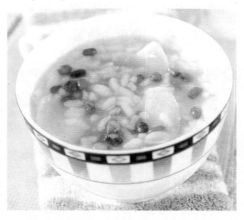

菜肴

百合炒腊肠

材料准备

腊肠 150 克，西芹、百合、草莓各 100 克，盐2克，蒜蓉、姜片各5克，白糖5克，水淀粉1汤匙，食用油 1/2 大匙。

○ 制作方法

❶腊肠切成片；西芹洗净斜切成片；百合掰开洗净；草莓洗净切片。❷西芹片、百合入沸水中焯一下，捞出沥干。❸锅置火上，倒入食用油烧热，腊肠片放入锅中炒至出油，捞出备用。❹炒锅中留底油，放入蒜蓉、姜片爆炒，把西芹片、百合、草莓片一起放锅中翻炒，加盐、白糖调味，再用水淀粉勾芡，即可出锅。

· 功能效用 ·

本品具有润肠通便、美容养颜、防癌抗癌等功效。

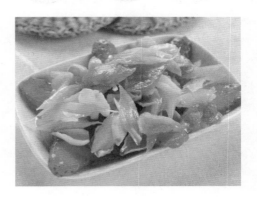

西芹百合

材料准备

西芹300克，百合25克，胡萝卜20克，盐、食用油适量。

制作方法

❶百合去除杂质，洗净待用。❷西芹去老叶、老梗，洗净切段；胡萝卜去皮洗净，切片。❸炒锅注油，烧至六成热，放入西芹段、百合、胡萝卜片炒熟，再加盐调味即可。

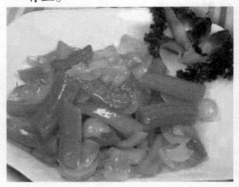

·功能效用·

本品可以助消化、清肠利便、解毒消肿等，对女性极其有益。

汤羹

百合猪蹄汤

材料准备

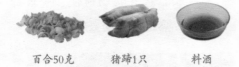

百合50克　　猪蹄1只　　料酒

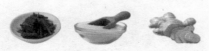

葱段适量　　盐适量　　姜片适量

制作方法

❶猪蹄去毛后洗净，斩成块；百合洗净；葱段切葱花。❷猪蹄块下入沸水中焯去血水。❸猪蹄块、百合、姜片、料酒入锅，加适量水，大火煮开后转中火煮1小时，加入盐调味，再撒让葱花即可。

·功能效用·

两者同食可以促进皮肤细胞的新陈代谢，防衰抗老。

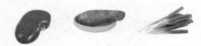

百合腰花汤

材料准备

猪腰1个

生姜10克

葱1根

百合15克

西洋参15克

红枣6枚

蒲公英10克　玫瑰花15克

○ 制作方法

①猪腰剖开，切除白筋，然后切成片。②百合、西洋参、红枣洗净。③生姜去皮切片；葱洗净切末；蒲公英和玫瑰花用纱布袋装好备用。④百合、西洋参、红枣放入锅中，加水煮开后加入猪腰片、生姜片及装有蒲公英和玫瑰花的纱布袋，煮熟后将纱布袋去除，再撒入葱末即可。

·功能效用·

本品鲜香可口，能够润肺、补肾气，适合月经不调及经血不足者食用。

茶酒

百合莲子糖水

材料准备

莲子50克，百合1个，冰糖50克。

○ 制作方法

①莲子用清水泡软，去心；百合洗净、切片备用。②锅中放入适量水，把莲子、百合放入锅中，用大火烧开，再转小火炖20分钟。③加入冰糖，关火后晾凉即可饮用。

·功能效用·

本品具有养心安神，润肺止咳的功效，对病后虚弱的人非常有益。

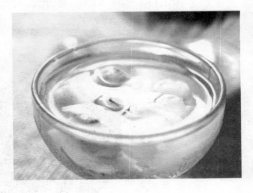

枸杞子

食材档案

【别　　名】红耳坠、甜菜子。

【性味归经】性平，味甘；归肝、肾经。

【功效主治】滋补肝肾、益精明目。用于治疗肝肾阴亏、
　　　　　　虚劳精亏、腰膝酸软、眩晕耳鸣、阳痿遗精、
　　　　　　内热消渴、血虚萎黄、目昏不明。

【适宜人群】血虚、慢性肝炎、贫血患者，眼疾患者及肝
　　　　　　病患者。

【忌用人群】感冒发热患者，外邪实热、脾虚有湿及泄泻者。

【配伍须知】与女贞子、红糖制成冲剂口服，对治疗高脂
　　　　　　血症有一定效果。

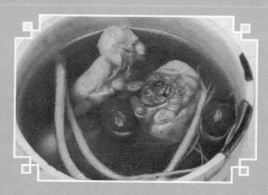

餐桌上的营养菜式

粥

枸杞木瓜粥

材料准备

枸杞子10克　　　糯米100克　　　木瓜50克　　　白糖适量　　　葱少许

○ 制作方法

①糯米洗净，用清水浸泡；枸杞子洗净；木瓜切开取果肉，切成小块；葱切葱花。②锅置火上，放入糯米，加适量清水煮至八成熟。③放入木瓜块、枸杞子，煮至米熟烂，加白糖调匀，再撒上葱花即可。

· 功能效用 ·

本品能健脾消食、滋补肝肾、益精明目，适用于虚劳精亏、腰膝酸痛、眩晕耳鸣、血虚萎黄等症。

桃仁枸杞甜粥

材料准备

大米80克

核桃仁20克

枸杞子20克

白糖3克

葱段8克

○ 制作方法

❶大米、枸杞子、核桃仁洗净。❷锅置火上，加入适量水，把洗好的材料放入锅中，大火煮开，转小火煮30分钟。❸出锅前加入白糖、葱段拌匀即可。

· 功能效用 ·

核桃仁适合有肾亏腰痛、肺虚久咳、气喘、便秘、健忘怠倦、食欲不振、腰膝酸软等症的患者食用。本品有疏肝理气之功效。

枸杞鸡肾粥

材料准备

粳米100克

枸杞子30克

陈皮1片

鲜鸡肾300克

盐适量

生姜适量

洗净，生姜切成片；鲜鸡肾剖开，去除筋膜并洗净切碎。❷所有材料放入锅中，加适量水，煮30分钟至米粒熟烂。❸加入盐、陈皮再煮10分钟即可。

· 功能效用 ·

本品适用于饮酒过量而致的酒精性肝炎、肝区胀痛、头晕目眩、久视昏暗、腰膝酸软，以及老年糖尿病等病症。

○ 制作方法

❶粳米洗净；枸杞子、生姜分别

枸杞叶羊肾粥

材料准备

粳米150克，枸杞叶200克，羊肾1副，羊肉100克，葱白5克。

制作方法

①粳米淘洗干净，用冷水浸泡半小时，捞出，沥干水分。②枸杞叶洗净；葱白洗净，切成碎末。③羊肾洗净，去臊腺、脂膜，切成丁；羊肉洗净，切小块焯水备用。④锅中加入约2000毫升冷水，将粳米、羊肉块、羊肾丁、枸杞叶一同放入，先用大火烧沸，然后改用小火熬煮。⑤待米烂肉熟时加入葱白碎，再稍焖片刻即可盛起食用。

功能效用

本品可以滋阴、润燥、补肝肾，适用于阴虚火旺、口干、肝肾虚损、视物不清、面色无华等症。

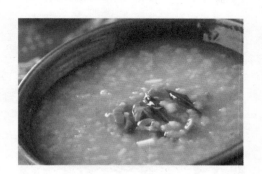

枸杞猪肾粥

材料准备

粳米100克，猪肾半副，枸杞子10克，盐2克。

制作方法

①粳米淘洗干净，用冷水浸泡半小时，捞出沥干。②枸杞子用温水泡至回软，洗净捞出，沥干。③猪肾洗净，切成两半，剁碎。④锅中加入适量清水，将粳米、猪肾碎放入，用大火烧沸，搅拌几下，放入枸杞子，再改用小火熬煮成粥。⑤下入盐拌匀，再稍焖片刻即可盛起食用。

功能效用

本方具有通乳的功效，用于治疗产妇乳汁稀薄、量少或没有乳汁。

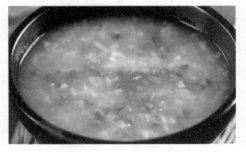

板栗枸杞粥

材料准备

大米60克，板栗100克，枸杞子25克，冰糖10克。

⭕ 制作方法

❶大米洗净备用。❷锅中加入清水、板栗、枸杞子、大米，大火烧开后，转小火煮20分钟。❸加入冰糖，冰糖熬溶即可食用。

· 功能效用 ·

板栗有预防癌症，降低胆固醇，防止血栓、病毒细菌侵袭，健脾补肝等作用；枸杞子适宜肝肾阴虚、血虚、慢性肝炎者食用。经常食用此粥，可辅助治疗肝炎等症。

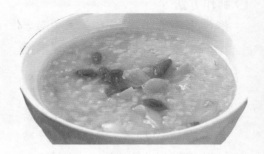

枸杞麦冬花生粥

材料准备

大米80克，枸杞子、麦冬、葱花各适量，花生仁30克，白糖适量。

⭕ 制作方法

❶大米洗净，放入锅中，加清水熬煮。❷待粥七分熟时，加入枸杞子、麦冬、花生仁，与大米同煮至大米开花。❸加入白糖，再撒上葱花即可。

· 功能效用 ·

枸杞子中含有丰富的维生素，对人体具有很好的保健作用；麦冬有滋阴润肺的作用；花生仁有健脾和胃、润肺止咳的作用。本品具有滋阴润肺、养胃生津、补气养血的功效。

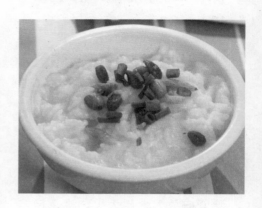

枸杞鸭肉粥

材料准备

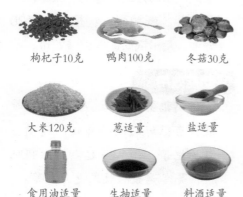

枸杞子10克　　鸭肉100克　　冬菇30克

大米120克　　葱适量　　盐适量

食用油适量　　生抽适量　　料酒适量

制作方法

①大米洗净；冬菇泡发洗净，切片；枸杞子洗净；鸭肉洗净切块，用料酒、生抽腌制半小时；葱切碎。②油锅烧热，入鸭肉块过油；另起一锅，加入清水，放入大米煮沸，再下冬菇片、枸杞子熬至米粒开花。③下鸭肉，将粥熬煮至浓稠，调入盐，再撒上葱花即成。

· 功能效用 ·

　　鸭肉滋补养胃；枸杞子抗衰老、养肝明目。本品适用于烦热、盗汗等症。

菜肴

枸杞子炖甲鱼

材料准备

枸杞子、熟地黄各20克，红枣5颗，甲鱼250克，盐适量。

制作方法

①甲鱼宰杀后洗净；枸杞子、熟地黄洗净；红枣洗净去核。②锅置火上，加适量水，大火将水煮开，再将熟地黄、红枣、甲鱼一起放入锅中，以小火炖2小时。

③将枸杞子放入，再放盐调味，煮10分钟即可。

· 功能效用 ·

　　此汤具有补肝明目、养血补虚、滋阴补肾的功效。

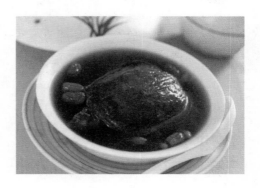

枸杞荸荠鹌鹑蛋

材料准备

鹌鹑蛋100克

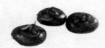

荸荠150克

枸杞子50克

食用油适量　　　白糖20克

制作方法

①荸荠去皮，洗净；鹌鹑蛋先入锅中煮熟，剥去蛋壳，再入油锅炸至金黄，捞出控油。②锅中放水，下入荸荠、鹌鹑蛋、枸杞子，煮20分钟。③出锅前调入白糖即可。

·功能效用·

鹌鹑蛋对贫血、月经不调等症具有很好的调补功效，鹌鹑蛋与枸杞子、荸荠一起煮，滋润肌肤、美容养颜的效果更为显著。

枸杞炒玉米

材料准备

玉米粒300克　　枸杞子100克　　盐适量

食用油适量

水淀粉适量

制作方法

①玉米粒、枸杞子分别放入清水中洗净。②锅置于火上，加入适量清水，以大火烧沸，将玉米粒和枸杞子分别放进沸水中焯一下。③锅置火上，加入食用油烧热，倒入玉米粒、枸杞子、盐，翻炒至玉米粒熟透。④用水淀粉勾芡即可。

·功能效用·

本品具有防治高血压、冠心病、高胆固醇血症的作用。

枸杞猪肠鸡脚煲

材料准备

猪大肠150克

鸡脚适量

莲子适量

枸杞子15克

党参15克

红枣15克

盐适量

葱适量

○ 制作方法

①猪大肠切段，洗净；鸡脚、红枣、枸杞子、党参均洗净；莲子去心，洗净；葱洗净，切段备用。②锅中注水，下猪大肠焯透，捞出。③把除盐、葱段以外的所有材料放入砂锅中，注入适量清水，大火烧开后改为小火炖煮2小时。④加盐调味，撒上葱段即可。

· 功能效用 ·

本品可健脾涩肠、止泻止痢，对久泻久痢有一定的食疗作用。

枸杞蒸鲫鱼

材料准备

鲫鱼1条

枸杞子20克

姜片5克

葱段6克

盐5克

料酒4克

○ 制作方法

①鲫鱼宰杀洗净后，用姜片、葱段、盐、料酒腌渍入味。②泡发好的枸杞子均匀地撒在鲫鱼身上。③鲫鱼上锅蒸6~7分钟至熟即可。

· 功能效用 ·

枸杞子能养肝明目、补血安神；鲫鱼有健脾利湿、和中开胃、活血通络、温中下气的功效。本品能补气养血，适用于精神倦怠、食欲不振者食用。

汤羹

银耳枸杞子羹

材料准备

枸杞子20克，银耳300克，冰糖5克。

○ 制作方法

①银耳泡发后洗净，枸杞子洗净泡发。②泡发的银耳切成小朵。③锅中加水，下入银耳、枸杞子、冰糖，炖煮20分钟即可。

·功能效用·

本品具有滋阴养心、安神助眠、养肝明目的功效。此外，本品还具有较强的滋补功能，是极好的润肤养颜佳品。

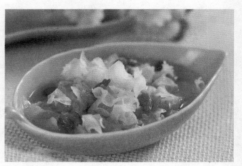

杞叶菊花绿豆汤

材料准备

枸杞叶100克

菊花15克

绿豆30克

冰糖适量

○ 制作方法

①绿豆洗净，用清水浸泡约半小时；枸杞叶、菊花洗净。②把绿豆放入锅中，加适量清水，大火煮沸后，小火煮至绿豆熟烂。③加入菊花、枸杞叶、冰糖，再煮5～10分钟即可。

·功能效用·

绿豆具有降压、降脂、滋补强壮、调和五脏、保肝、清热解毒、消暑止渴的功效；枸杞叶具有补虚益精、祛风明目、生津补肝的功效。本品能清疏风热、清肺润燥、清肝明目，非常适合秋季食用，对肺热咳嗽、目赤肿痛等热性病疗效颇佳。

枸杞子猪心汤

材料准备

枸杞子50克，川芎15克，猪心200克，香菜叶少许，花生油、淀粉、姜丝、盐各适量。

制作方法

①枸杞子、川芎洗净。②猪心切开，洗净后切片，用花生油、淀粉、盐、姜丝腌渍30分钟。③锅中注水，煮沸后放入川芎、猪心片，煮至猪心片熟烂后放入枸杞子和香菜叶，再加盐调味即可。

·功能效用·

本品具有散寒除痹、益气养心、活血止痛的功效。

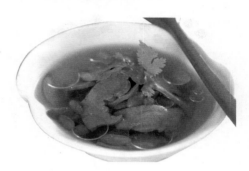

枸杞叶鹌鹑鸡肝汤

材料准备

鸡肝150克，枸杞叶10克，鹌鹑蛋150克，盐5克，生姜3片。

制作方法

①鸡肝洗净，切片；枸杞叶洗净。②鹌鹑蛋入锅中煮熟后，取出，剥去蛋壳；生姜去皮，切片。③把鹌鹑蛋、鸡肝、枸杞叶、生姜片一起加水煮5分钟，再调入盐煮至入味即可。

·功能效用·

此汤可滋补肝肾、养血明目，对眼睛干涩疲劳、视力下降、夜盲症、青光眼等症有食疗作用。

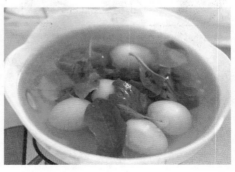

枸杞龙眼银耳汤

材料准备

枸杞梗500克

银耳50克

枸杞子20克

龙眼肉10克

姜1片

食用油适量

盐5克

○ 制作方法

❶枸杞梗、龙眼肉、枸杞子洗净。❷银耳泡发，洗净，煮5分钟，捞起沥干水分。❸锅中注油，爆香生姜片，放入银耳略炒后盛起。❹另起锅烧水，放入枸杞梗、龙眼肉、枸杞子、银耳，再小火煲1小时，下盐调味即成。

·功能效用·

本品养肝明目、补血养心、滋阴润肺，对面色萎黄、两目干涩、口干咽燥者均有很好的改善作用。

枸杞叶猪肝汤

材料准备

猪肝200克

枸杞叶10克

黄芪5克

沙参3克

姜片适量

盐适量

○ 制作方法

❶猪肝洗净，切成薄片；枸杞叶洗净；沙参、黄芪润透，沙参切段。❷沙参段、黄芪加水熬成药液。❸下入猪肝片、枸杞叶和姜片，煮5分钟（一定要控制好时间，以免肝的口感变老），最后调入盐即可。

·功能效用·

此汤具有补肝明目的功效，常用于治疗风热目赤、双目流泪、视力减退、夜盲等症。

枸菊肝片汤

材料准备

枸杞子10克

菊花5克

猪肝300克

盐1小匙

制作方法

①猪肝洗净，切片。②煮锅内加4大碗水，放入枸杞子，以大火煮开，再转小火续煮3分钟。③放入猪肝片和菊花，等猪肝片变熟之后，加盐调味即可熄火起锅。

·功能效用·

猪肝和枸杞子搭配食用，能预防眼睛晶状体老化导致的眼睛干涩或白内障，对视力恢复有很好的作用。

玫瑰枸杞养颜羹

材料准备

玫瑰花20克

枸杞子10克

醪糟1碗

杏脯10克

生粉适量

葡萄干10克

白糖10克

醋5毫升

制作方法

①玫瑰花洗净，切碎备用。②锅中加水烧开，放入白糖、醋、醪糟、枸杞子、杏脯、葡萄干煮开。③用生粉勾芡，撒上玫瑰花碎即成。

·功能效用·

本品能理气和血、疏肝解郁、降脂减肥、润肤养颜，尤其对妇女经痛、月经不调、面生色斑有较好的功效，常食用能使面色红润。

红豆枸杞羹

材料准备

红豆25克　　　　　百合10克

枸杞子10克　　　　冰糖25克

○ **制作方法**

❶红豆洗净泡发；百合洗净；枸杞子泡发。❷锅中加水烧开，下入红豆，煲至豆烂。❸下入百合、枸杞子、冰糖，再煲10分钟即可。

·功能效用·

本品具有滋补肝肾、养血安神等功效，对于由肝肾阴虚所导致的腰膝酸软、视物模糊、头晕等症有很好的疗效。

枸杞鱼头汤

材料准备

鱼头1个（500克），白芷10克，枸杞子15克，料酒10克，姜5克，葱10克，盐3克，胡椒粉2克，香油20克。

○ **制作方法**

❶鱼头去鳃，洗净，剁成两半；白芷润透，切薄片；枸杞子去除杂质，洗净；姜切片，葱切段。

❷鱼头、白芷、枸杞子、姜片、葱段、料酒同放炖锅内，加适量水，大火烧沸，再用小火炖煮30分钟，加入盐、胡椒粉、香油即成。

·功能效用·

本品可以补肝肾，益精血，强筋健骨。

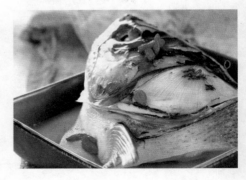

茶酒

枸杞子养肝茶

材料准备

枸杞子、山药、女贞子各10克，冰糖适量。

○ 制作方法

❶枸杞子洗净；山药、女贞子研碎，连同枸杞子一起放入陶瓷器皿中。❷加水，用小火煎煮10分钟左右即可关火。❸加入冰糖搅拌，待温后即可饮用。

·功能效用·

此茶具有养肝明目、滋阴补肾、补气健脾的功效。

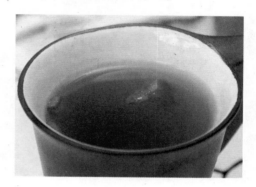

玫瑰枸杞子红枣茶

材料准备

无核红枣3颗，黄芪2片，枸杞子5克，干玫瑰花6朵。

○ 制作方法

❶所有材料洗净。❷无核红枣对半切开；干玫瑰花用热开水浸泡10分钟。❸所有材料放入壶中，冲入热开水。❹加盖焖约3分钟即可。

·功能效用·

本品具有行气活血、养血安神、疏肝解郁的功效。

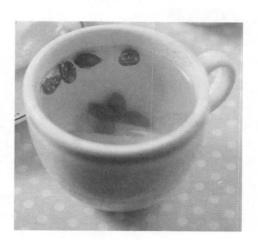

枸杞莲心茶

材料准备

枸杞子10克

菊花5克

莲子2克

苦丁茶5克

◎ 制作方法

①枸杞子、菊花、莲子、苦丁茶洗干净。②所有材料放入杯中，用沸水冲泡，加盖焖10分钟即可。可依个人口味加适量白糖调味。

· 功能效用 ·

本品有滋阴清热、养肝益肾的功效，适用于肝肾阴虚型卵巢早衰，对兼有心神不宁者尤为适宜，是缓解女性更年期症状的最佳饮品之一。

秘传三意酒

材料准备

枸杞子400克

火麻仁240克

生地黄400克

白酒3.2升

◎ 制作方法

①枸杞子、火麻仁、生地黄分别研磨成粗粉，放入布袋中，然后将此布袋放入容器中。②白酒倒入容器中。③密封浸泡7天，过滤去渣后取药酒服用。

· 功能效用 ·

此款药酒具有活血滋阴、清热解暑、润肠祛燥的功效，主治阴虚血少、头晕目眩、面色萎黄、口干舌燥、体弱乏力、大便干燥等症。

补益杞圆酒

材料准备

枸杞子60克

白酒500毫升

龙眼肉60克

◯ 制作方法

❶枸杞子和龙眼肉捣碎，装入洁净的纱布袋中。❷把纱布袋放入合适的容器中，再倒入白酒后密封。❸每日摇动数次，浸泡约10日后拿出纱布袋即可饮用。

· 功能效用 ·

此款药酒可以养肝补肾、补益精血、养心健脾，适用于肾虚、血虚所致的头晕目眩、腰膝酸软、乏力倦怠、健忘失眠、神志不宁、目昏多泪、食欲不佳等症。

糕点小吃

核桃枸杞子蒸糕

材料准备

核桃仁50克

枸杞子15克

糯米粉3杯

白糖适量

◯ 制作方法

❶核桃仁捣碎，备用；枸杞子洗净泡发；白糖加适量水，制成糖水。❷糯米粉加糖水拌匀，揉成糯米饼备用。❸蒸锅中加水煮开，将糯米饼移入蒸锅中，蒸约10分钟。❹核桃仁碎、枸杞子撒在糕面上，续蒸10分钟至熟即可。

· 功能效用 ·

核桃仁具有滋补肝肾、强健筋骨、健脑益智、润泽肌肤、延缓衰老、缓解疲劳、抗癌之功效。本品具有养肝健脾、补肾乌发、补脑益智、润肠通便等功效。

冬虫夏草

食材档案

【别　　名】虫草、冬虫草。

【性味归经】性平，味甘；归肾、肺经。

【功效主治】补肾益肺、止血化痰。用于肾虚精亏、阳痿遗精、腰膝酸软、久咳虚喘、劳嗽痰血。

【适宜人群】肾气不足、腰膝酸痛者，肾虚腰痛、阳痿遗精、肾功能衰竭患者。

【忌用人群】肺热咯血者，儿童、孕妇及哺乳期妇女，感冒发热、脑出血者。

【配伍须知】可单用泡酒服，或与淫羊藿、杜仲、巴戟天等同用，可治肾阳不足引起的阳痿遗精、腰膝酸痛。

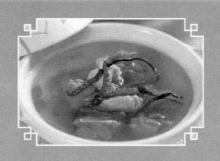

餐桌上的营养菜式

菜肴

虫草炖乳鸽

材料准备

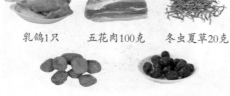

乳鸽1只　　　五花肉100克　　　冬虫夏草20克

蜜枣10克　　　　　红枣10克

生姜适量　　　　　盐适量

○ 制作方法

❶五花肉洗净，切成条；乳鸽洗净；蜜枣、红枣泡发；生姜去皮，切片；冬虫夏草洗净。❷把所有材料装入炖盅内。❸加入适量清水，以中火炖1小时，最后用盐调味即可。

·功能效用·

此汤具有补肾益肺、强身抗衰之功效，适合肺气虚弱、容易咳嗽的老年人食用。

虫草炖甲鱼

材料准备

甲鱼1只，冬虫夏草5克，紫苏10克，料酒、盐、葱、姜各适量。

○ 制作方法

❶甲鱼收拾干净，切块；姜洗净，切片；葱切段；冬虫夏草、紫苏分别洗净，备用。❷甲鱼、冬虫夏草、紫苏放入砂锅中，加料酒、盐、葱段、姜片炖2小时即成。

·功能效用·

本品具有益气补虚、养肺补心的功效。

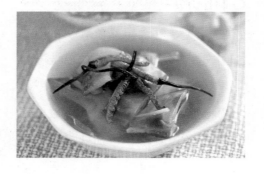

虫草炖雄鸭

材料准备

冬虫夏草5克，雄鸭1只，姜片、葱花、陈皮末、枸杞子、胡椒粉、盐各适量。

○ 制作方法

❶冬虫夏草、枸杞子用温水洗净。❷雄鸭收拾干净，斩块，焯去血水，然后捞出。❸鸭块与冬虫夏草、枸杞子一同放入锅中，加水用大火煮开，再转用小火炖软。❹加入姜片、葱花、陈皮末、胡椒粉、盐调味即可。

· 功能效用 ·

本品具有益气补虚、补肾强身的作用。

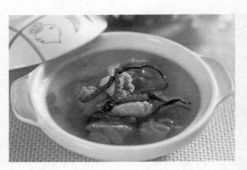

冬虫夏草烩番茄

材料准备

鲜冬虫夏草、芹菜各30克，番茄1个，盐、老鸭汤或瘦猪肉汤各适量。

○ 制作方法

❶芹菜、鲜冬虫夏草洗净，入沸水锅中焯烫，捞出；番茄洗净，去皮、切块备用。❷锅中加入1碗老鸭汤或瘦猪肉汤，再放入芹菜、冬虫夏草、番茄块，用小火煮沸，然后加入盐调味，出锅装碗即可。

· 功能效用 ·

本品具有益气补虚、降低血脂、保护细胞等功效。

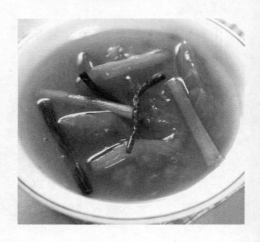

汤羹

虫草枸杞鸭汤

材料准备

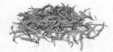
冬虫夏草4克

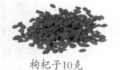
枸杞子10克

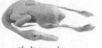
鸭肉300克

盐1小匙

○ 制作方法

①鸭肉切块、洗净，冷水下锅焯烫，去掉血水，捞出备用。②冬虫夏草、枸杞子洗净，放入纱布包中。③纱布包、鸭肉块放入锅中，加水至盖过所有材料，以大火煮沸，再转成小火继续炖煮约30分钟，鸭块熟烂时加入盐调味即可。

· 功能效用 ·

本品具有补肾、降压、强心、平喘、益肺肾、补精髓和增强机体免疫力等功效。

虫草海马四宝汤

材料准备

鲍鱼2只

海马2只

冬虫夏草2克

鲜鸡500克

猪瘦肉200克

金华火腿30克

盐适量

○ 制作方法

①鲍鱼去肠，洗净；海马、冬虫夏草洗净。②鸡斩成块；猪瘦肉切成大粒；金华火腿切成随意大小的粒，将切好的材料焯水去杂质。③把所有的原材料装入炖盅内炖4小时后，放入适量盐即可。

· 功能效用 ·

海马补肾壮阳；冬虫夏草补肾气；鲍鱼滋阴益气，三者合用，对肾虚所致的少精、精冷不育有很好食疗效果。

虫草花党参猪肉汤

材料准备

猪瘦肉300克

冬虫夏草少许

党参少许

枸杞子少许

盐3克

○ 制作方法

❶猪瘦肉洗净，切块，焯水；冬虫夏草、党参、枸杞子洗净，用水浸泡。❷锅（切记一定不能用铜、铝、铁等金属容器，以免降低此汤的功效）中注水烧沸，放入猪瘦肉块、冬虫夏草、党参、枸杞子小火慢炖。❸2小时后加入盐调味，起锅装碗即可。

· 功能效用 ·

冬虫夏草具有补肾益肺、止血化痰的功效，可用于腰膝酸软、阳痿遗精、肺肾两虚引起的咳喘、体虚自汗等症；党参能补气兼养血，可用于脾胃气虚引起的四肢无力、食欲不振、大便稀溏等症。本品能健脾养胃、补肾益气、抗老防衰，很适合肝肾阴虚的人食用。

虫草洋参鸡汤

材料准备

全鸡1只

红枣10枚

西洋参20克

冬虫夏草20克

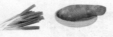
葱1根

姜适量

盐适量

○ 制作方法

❶全鸡处置干净，斩块并洗净，再放入水中汆烫后捞出；葱洗净切段；姜去皮，切块；西洋参、冬虫夏草、红枣均洗净。❷将除盐外的所有食药材一同放入锅中，加水至完全没过食药材，大火煮开后转小火煮1小时，加盐调味即可。

· 功能效用 ·

本品可补气、活血、暖身，适用于妇女闭经者食用。

冬虫夏草酒

材料准备

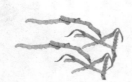

冬虫夏草15克　　　　白酒500毫升

○ **制作方法**

❶冬虫夏草研细，放入容器中。❷白酒倒入容器中。❸密封浸泡3天。过滤去渣后，取药酒服用。

· **功能效用** ·

此药酒具有润肺补肾、活血滋补、祛痰强身的功效，主治肺结核、喘逆痰血等症。

杜仲

食材档案

【别　　名】胶树、棉树皮。

【性味归经】性温，味甘；归肝、肾经。

【功效主治】降血压、补肝肾、强筋骨、安胎气。可用于
治疗腰脊酸疼、足膝痿弱、小便余沥、阴下
湿痒、筋骨无力、妊娠漏血等。

【适宜人群】高血压患者，中老年人肾气不足者，腰脊疼
痛者。

【忌用人群】阴虚火旺、少尿、尿黄者。

【配伍须知】不能搭配蛇皮、玄参使用。

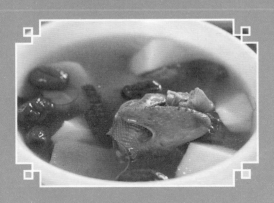

餐桌上的营养菜式

菜肴

杜仲炖牛肉

材料准备

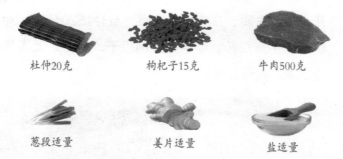

杜仲20克　　　枸杞子15克　　　牛肉500克

葱段适量　　　姜片适量　　　盐适量

○ 制作方法

①牛肉洗净切块，放在热水中稍烫一下，去掉血水，备用。
②姜片、葱段、杜仲和枸杞子用水冲洗一下，然后和牛肉块一起放入锅中，加适量水，用大火煮沸后，转小火将牛肉煮至熟烂。③起锅前拣去杜仲、姜片和葱段，用盐调味即可。

·功能效用·

本品能补肝肾、强筋骨、聪耳明目，适用于肾虚引起的耳鸣、腰膝无力等症。

杜仲牛三宝汤

材料准备

杜仲、牛腰、牛肉、牛黄喉、上海青、红枣、枸杞子、滑子菇、秀珍菇、平菇各适量，盐、蚝油各适量。

制作方法

❶牛腰洗净，切花刀；牛肉、牛黄喉、杜仲洗净，切片；上海青、红枣、枸杞子、滑子菇、秀珍菇、平菇均洗净。❷水煮开，放入牛腰、牛肉、牛黄喉、杜仲煲20分钟，加滑子菇、秀珍菇、平菇煮开。❸再放入枸杞子、红枣、上海青，加盐、蚝油调味，煮开即可。

功能效用

本品具有强壮筋骨、补脾益气、补肝肾、祛风湿等功效。

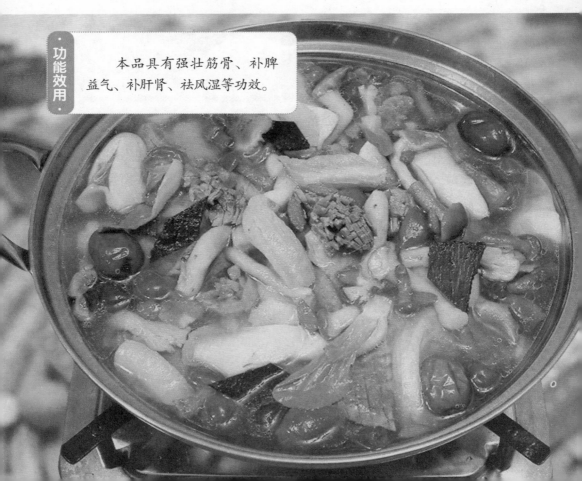

汤羹

龟甲杜仲猪尾汤

材料准备

龟甲25克　　炒杜仲30克　　猪尾600克　　枸杞子适量　　盐2小匙

○ 制作方法

❶猪尾剁段洗净，汆烫后捞起，冲洗干净。❷龟甲、炒杜仲、枸杞子洗净。❸把上述材料放入炖锅中，加适量水，以大火煮开后转小火炖40分钟，再加盐调味即可。

· 功能效用 ·

本品具有益肾藏精、壮腰强筋等功效，适合老年人冬季食用，可改善腰膝酸软，耳鸣、耳聋等肾虚症状。

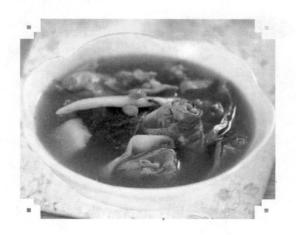

杜仲羊肉萝卜汤

材料准备

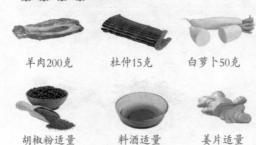

羊肉200克   杜仲15克   白萝卜50克

胡椒粉适量   料酒适量   姜片适量

◎ 制作方法

❶羊肉洗净，切块，氽去血水；

白萝卜洗净，切块。❷杜仲同羊肉块、白萝卜块、料酒、胡椒粉、姜片一起下锅，加水烧沸后小火炖1小时即可。

· 功能效用 ·

本品能补肝肾、强筋骨，对肾虚引起的腰痛、畏寒怕冷、筋骨无力、阳痿、精冷不固、小便频数等症，均有食疗作用。

杜仲艾叶鸡蛋汤

材料准备

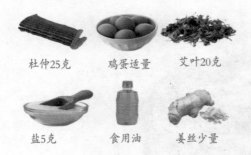

杜仲25克   鸡蛋适量   艾叶20克

盐5克   食用油   姜丝少量

◎ 制作方法

❶杜仲、艾叶分别用清水洗净。

❷鸡蛋打入碗中，搅成蛋浆，再加入洗净的姜丝，然后倒入油锅内煎成蛋饼，捞出切成块。❸蛋饼、杜仲、艾叶放入煲内，加适量水，大火烧开，再改用中火继续煲2小时，出锅之前加盐调味即可。

· 功能效用 ·

本品能补肝肾、理气安胎，可用于妊娠漏血、胎漏欲堕、胎动不安等症。

杜仲巴戟猪尾汤

材料准备

猪尾适量

巴戟天15克

杜仲15克

红枣适量

盐适量

○ 制作方法

①猪尾洗净，斩块；巴戟天、杜仲均洗净，浸水片刻；红枣去核洗净。②净锅注水，下入猪尾汆透，并捞出洗净。③把泡发巴戟天、杜仲的水倒入砂锅，再注入适量清水，大火烧开。④放入猪尾块、巴戟天、杜仲、红枣，改小火煲3小时，出锅前依据个人的口味加盐调味即可。

· 功能效用 ·

本品可滋补肝肾、强壮筋骨。

茶酒

复方杜仲酊

材料准备

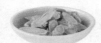
黄芩200克

金银花200克

红花2克

白酒2升

杜仲200克

桑寄生200克

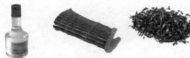
当归100克

通草10克

○ 制作方法

①所有药材捣碎，入纱布袋中。②把纱布袋放入容器，加入白酒。③密封浸泡约15日后拿掉纱布袋，即可饮用。

· 功能效用 ·

杜仲具有补肝肾、强筋骨、安胎气、降血压的功效。此款药酒可以镇静降压，适用于高血压病及肾虚腰痛等不适症状。

灵芝

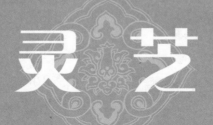
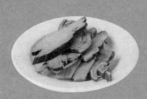

食材档案

【别　　名】灵芝草、菌灵芝。

【性味归经】性平，味甘；归心、肺、肝、肾经。

【功效主治】补气安神、止咳平喘。治疗虚劳、惊悸、失眠、头晕、体倦神疲、久咳气喘等症。

【适宜人群】失眠心悸、不思饮食、贫血、体质虚弱、肾虚阳痿者。

【忌用人群】肥胖、消化不良、阴虚内热者。

【配伍须知】与山茱萸、人参、山药等补虚药配伍，可治虚劳短气、不思饮食。

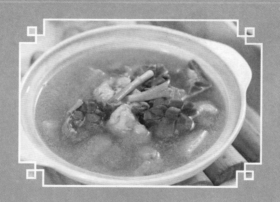

餐桌上的营养菜式

菜肴

灵芝茯苓炖乌龟

材料准备

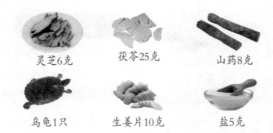

灵芝6克　　　茯苓25克　　　山药8克

乌龟1只　　　生姜片10克　　　盐5克

制作方法

①乌龟置于冷水锅内，慢火加热至沸。②取出乌龟过凉水，去头和内脏，斩成大块。③灵芝、茯苓洗净，灵芝切块；山药洗净，去皮切块。④所有用料放入砂锅内，加适量水，以大火烧开，转小火煲2小时，最后用盐调味即可。

·功能效用·

本品能滋阴补血、补肾调经、养心安神、益气补虚。

汤羹

灵芝红枣兔肉汤

材料准备

红枣10颗

灵芝6克

兔肉250克

盐适量

○ 制作方法

❶将红枣浸软，去核，洗净；灵芝洗净，用清水浸泡2小时，取出切小块。❷将兔肉洗净，氽水，切小块。❸将除盐外的全部材料放入砂锅内，加适量清水，大火煮沸后，改小火煲2小时，出锅前加盐调味即可。

· 功能效用 ·

本汤具有滋阴养血、补肝益肾、养心安神等功效，可有效改善心悸失眠、五心烦热、气血亏虚等症。

灵芝红枣瘦肉汤

材料准备

猪瘦肉300克

灵芝4克

红枣适量

盐6克

○ 制作方法

❶猪瘦肉洗净，切片；灵芝、红枣洗净备用。❷锅置火上，倒入水，下入猪瘦肉片烧开，撇去浮沫，再下入灵芝、红枣，煲30分钟后调入盐即可。

· 功能效用 ·

灵芝可益气补心、补肺止咳；红枣补气养血；猪肉健脾补虚。三者同用，可调理心脾功能，改善贫血、睡眠质量差等症状。

茶酒

灵芝玉竹麦冬茶

材料准备

灵芝5克

麦冬6克

玉竹3克

蜂蜜适量

○ 制作方法

❶灵芝、麦冬、玉竹放入锅中，加水600毫升，小火煮15分钟。❷去渣取汁，倒入杯中，待汁液稍凉后加入蜂蜜，搅拌均匀即可饮用。

·功能效用·

灵芝能美白养颜，有效抗皱、抗衰老；麦冬能滋阴润肤。常喝此茶不仅能紧肤抗皱，还能增强体质，提高身体免疫力。

灵芝丹参酒

材料准备

灵芝120克

丹参20克

三七20克

白酒2升

○ 制作方法

❶灵芝、丹参、三七分别切碎，装入洁净的纱布袋中。❷把装有药材的纱布袋放入合适的容器中。❸白酒倒入容器后密封。每日摇动至少1次。❹浸泡约15日后拿掉纱布袋即可饮用。

·功能效用·

此款药酒具有活血祛瘀、养血安神、滋补肝肾的功效，主治神经衰弱、腰膝酸软、眩晕失眠、头昏等病症，适合心绞痛、冠心病、神经衰弱者饮用。

陈 皮

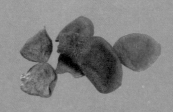

食材档案

【别　　名】橘皮、新会皮。

【性味归经】性温，味苦、辛；归脾、肺经。

【功效主治】理气健脾、燥湿化痰。治疗脘腹胀满或疼痛、食少吐泻、呕吐、呃逆、咳嗽痰多等病症。

【适宜人群】肺虚久咳气喘、咳痰者，胸闷腹胀、便溏、食欲不振者。

【忌用人群】内有实热、舌赤少津者，出血症患者，吐血症患者。

【配伍须知】与半夏、茯苓等同用，可治湿痰咳嗽。

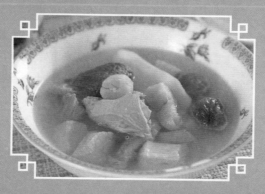

餐桌上的营养菜式

粥

陈皮核桃粥

材料准备

粳米150克，陈皮6克，核桃仁20克，冰糖10克，色拉油5克。

制作方法

①粳米淘洗干净，用冷水浸泡半小时，沥干水分备用。②陈皮用冷水润透，切丝。③核桃仁用色拉油炸香，捞起放入碗中备用。④粳米放入锅内，加入1500毫升冷水，置大火上烧沸，再转小火熬煮至八成熟。⑤加入陈皮丝、核桃仁、冰糖搅匀，继续煮至粳米软烂即可盛起食用。

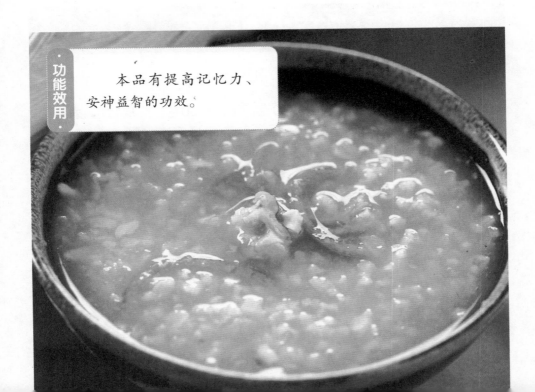

功能效用

本品有提高记忆力、安神益智的功效。

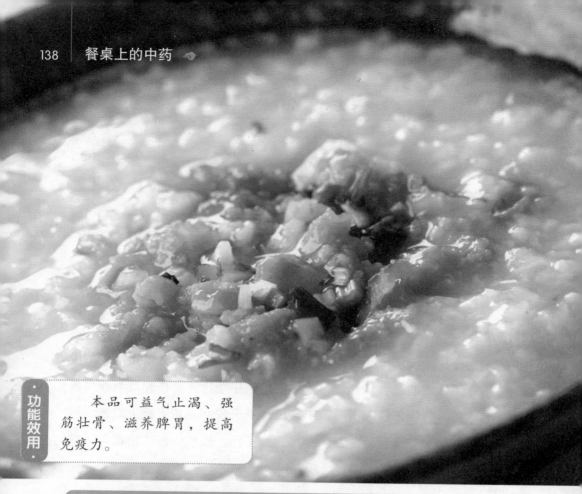

·功能效用·

本品可益气止渴、强筋壮骨、滋养脾胃，提高免疫力。

陈皮牛肉蓉粥

材料准备

粳米150克，牛肉蓉200克，干米粉50克，陈皮1片，大头菜2片，香菜末5克，葱末3克，盐2克，白糖5克，生抽15克，淀粉10克，色拉油适量。

○ 制作方法

①粳米洗净，浸泡半小时后，放入沸水锅内和陈皮同煮。②牛肉蓉用淀粉、盐、白糖、色拉油、生抽拌匀。③干米粉用烧沸的油炸香后，捞起备用。④粥煮25分钟后，牛肉蓉下锅，再次煮沸时加入香菜末、葱末、大头菜和炸香的干米粉拌匀，即可盛起食用。

陈皮蚌肉粥

材料准备

粳米100克，蚌肉50克，皮蛋1个，陈皮6克，姜末、葱末各3克，盐2克。

○ 制作方法

①陈皮烘干，研成细粉。②蚌肉洗净，剁成颗粒；皮蛋去壳，也剁成颗粒。③粳米淘洗干净，用冷水浸泡半小时，捞起。④锅中加入适量冷水，将粳米放入，用大火烧沸，加入皮蛋粒、蚌肉粒，再用小火慢慢熬煮。⑤待粳米软烂，加入陈皮粉、姜末、葱末、盐调味，再稍焖片刻即可盛起食用。

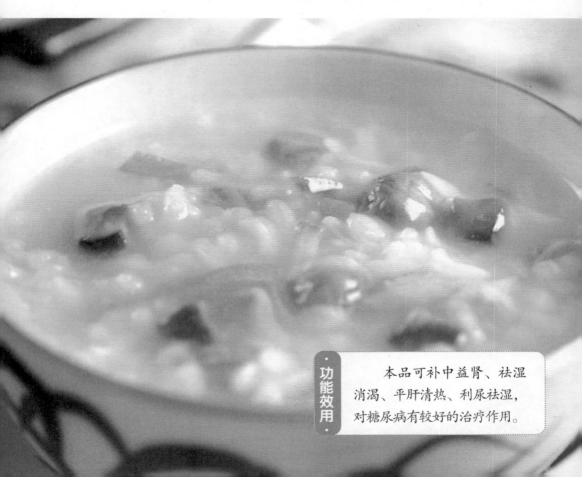

功能效用

本品可补中益肾、祛湿消渴、平肝清热、利尿祛湿，对糖尿病有较好的治疗作用。

四豆陈皮粥

材料准备

绿豆、红豆、眉豆、毛豆各20克，陈皮适量，大米50克。

制作方法

①大米、绿豆、红豆、眉豆均洗净、泡发；陈皮切丝；毛豆洗净、沥水。②锅置火上，倒入清水，放入大米、绿豆、红豆、眉豆、毛豆，以大火煮至大米和豆子开花。③加陈皮续煮至粥稠即可。

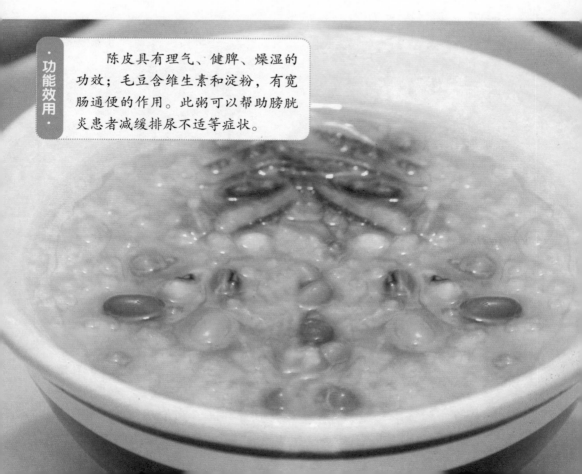

·功能效用·

陈皮具有理气、健脾、燥湿的功效；毛豆含维生素和淀粉，有宽肠通便的作用。此粥可以帮助膀胱炎患者减缓排尿不适等症状。

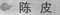

　　陈皮有理气、健脾、燥湿化痰的功效；黄芪有补中益气、敛汗固表、托毒敛疮的作用；山楂糕有强心、降血脂、降血压的功效。陈皮、黄芪、山楂糕、大米合熬为粥，能扩张血管、持久降血压。

陈皮黄芪粥

材料准备

大米100克，陈皮末15克，黄芪20克，白糖10克，山楂糕适量。

○ 制作方法

❶大米洗净备用；山楂糕切条。❷锅中注水，加入陈皮末、黄芪、山楂条、大米同煮为粥。❸待粥将熟，加入白糖稍煮即可。

陈皮猪肚粥

材料准备

陈皮10克

猪肚60克

大米60克

黄芪15克

盐3克

葱花适量

◎ 制作方法

❶猪肚洗净，切成长条；大米淘净，浸泡半小时后，捞出沥干；黄芪、陈皮均洗净，切碎。❷锅中注水，下入大米，大火烧开，再放入猪肚条、陈皮碎、黄芪碎，转中火熬煮。❸待米粒开花，转小火熬至粥浓稠，加盐调味，再撒上葱花即可。

· 功能效用 ·

本品可健脾养胃、滋补虚损，适用于脾虚引起的小儿流涎。

陈皮粥

材料准备

陈皮15克，粳米50克，葱花2克。

◎ 制作方法

❶陈皮研为细末。❷粳米入锅，加水煮粥。❸待粥熟时放入陈皮末，再稍煮片刻，撒上葱花即可。

· 功能效用 ·

陈皮有理气健脾、燥湿化痰的功效，能治疗由脾胃气滞所致的厌食。陈皮与粳米共同煮粥，有顺气健胃、化痰止咳的功效，对治疗脾胃气滞、脘腹胀满、消化不良、食欲不振、恶心呕吐等症有很好的治疗作用。

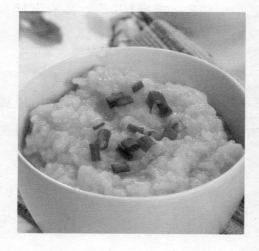

黄精陈皮粥

材料准备

黄精5克　　　　陈皮3克

大米100克　　　白糖8克

制作方法

①黄精洗净；陈皮洗净，浸泡发透后，切成细丝；大米洗净泡发。②锅置火上，注入适量清水后，放入大米，用大火煮至米粒完全绽开。③放入黄精、陈皮丝，用小火熬至粥成时，放入白糖调味即可。

·功能效用·

黄精补气养阴、健脾润肺、益肾，适用于脾胃虚弱、体倦乏力、肺虚燥咳、精血不足、内热消渴引起的症状。此粥具有滋阴补肾、补润心肺、行气健脾的功效。

菜肴

陈皮卤牛肉

材料准备

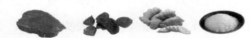

鲜牛肉300克　陈皮20克　生姜片适量　白糖适量

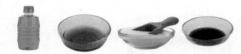

食用油适量　料酒适量　　盐3克　　生抽5毫升

制作方法

①鲜牛肉除去牛油和筋膜，用清水洗净，切成大块；陈皮泡发切成小块。②切好的牛肉块放入沸水中焯水，捞出沥干。③锅中加油烧热，下入牛肉块炒香后，放入水、生姜片和料酒，用慢火煮1.5小时左右，至牛肉酥软。④加入生抽、白糖、盐、陈皮块，继续煮半小时左右，使牛肉入味。煮完之后捞起晾凉，切薄片即可食用。

·功能效用·

牛肉可补气血、暖脾胃、长肌肉；陈皮可除腹胀、助消化。本品适用于脾胃虚寒所致的口淡气短、疲倦乏力、胃腹胀满、畏寒肢冷等症。

香附陈皮炒肉

材料准备

瘦猪肉200克

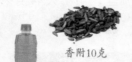
香附10克

食用油适量

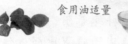
陈皮 3 克

盐3克

○ 制作方法

①香附、陈皮洗净，陈皮切丝备用；瘦猪肉洗净，切片备用。
②在锅内放少许食用油，烧热后，放入瘦猪肉片，翻炒片刻。
③待瘦猪肉片炒熟后，再放入陈皮丝、香附及盐翻炒几下调味即可。

·功能效用·

本品具有疏肝解郁、行气止痛的功效，适用于郁郁寡欢、食欲不振的患者食用。

陈皮红椒烧羊肉

材料准备

羊肉1500克

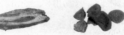
陈皮9克

炒茴香6克

葱白2根

胡椒30粒

红椒适量

生姜片10克

盐适量

生抽适量

○ 制作方法

①羊肉洗净，切块，焯去血水，放进砂锅中，加上盐、炒茴香、生姜片、葱白、胡椒、红椒、陈皮和适量水，用大火煮开，再转小火煮烂。②加生抽，烧透即成。

·功能效用·

本品暖中补虚，适合肾虚引起的阳痿、腰膝酸软、体虚怕冷、身体畏寒。

汤羹

陈皮鸽子汤

材料准备

陈皮10克，山药30克，干贝15克，鸽子1只，瘦猪肉150克，蜜枣3枚，盐适量。

制作方法

❶陈皮、山药、干贝洗净，浸泡；瘦猪肉、蜜枣洗净，瘦猪肉切块。❷鸽子去内脏，洗净，斩块，焯水。❸砂锅内注入适量清水，煮沸后加入以上材料，大火再次煮沸后，改用小火煲3小时，加盐调味即可。

功能效用

此汤具有补脾健胃、调精益气的功效。

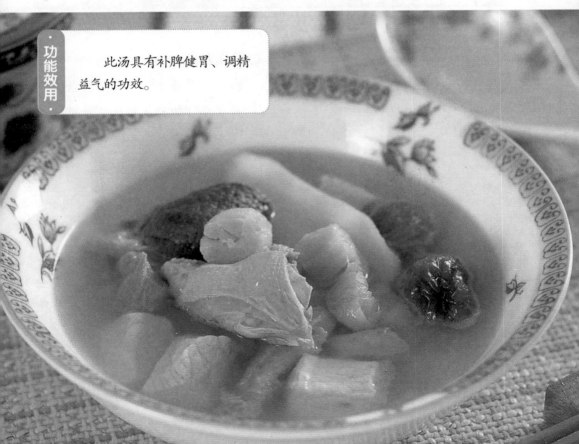

麻黄陈皮瘦肉羹

材料准备

瘦猪肉200克

食用油适量

麻黄10克

陈皮3克

盐适量

○ 制作方法

①陈皮洗净，切小片；瘦猪肉洗净，切片备用；麻黄洗净。②锅内放食用油烧热后，放入瘦猪肉片，翻炒片刻。③加入陈皮、麻黄，加适量清水煮熟，再放入盐调味即可。

· 功能效用 ·

本品具有泻肺平喘、清热解毒、理气化痰的功效，适合热证哮喘患者食用。

茶酒

陈皮红枣汁

材料准备

红枣8枚

陈皮5克

红糖少许

○ 制作方法

①红枣洗净去核。②陈皮洗净切丝。③红枣放入锅中，加适量水大火煮开，转小火续煮15分钟，再加入陈皮续煮5分钟，放入红糖即可。

· 功能效用 ·

陈皮有理气调中、行气消食的功效；红枣能补中益气、养血生津。此品具有开胃健脾、补气养血的功效。

生姜陈皮茶

材料准备

生姜、陈皮各10克，红糖适量。

制作方法

①陈皮洗净切成细丝；生姜洗净切成碎末。②锅置火上，加入陈皮丝、生姜末及适量清水，大火烧开后转小火煮20分钟。③放入红糖调匀。④每日3次，温服即可。

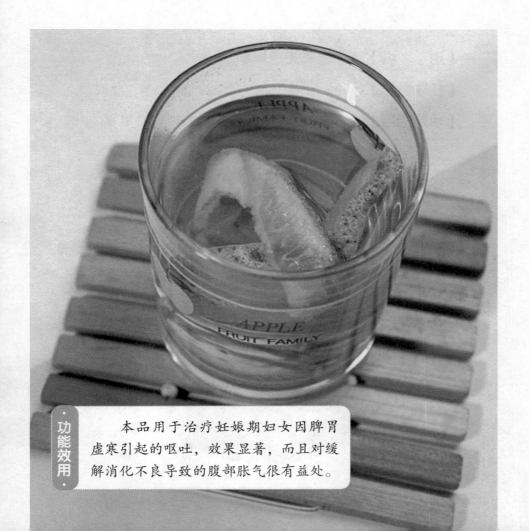

功能效用

本品用于治疗妊娠期妇女因脾胃虚寒引起的呕吐，效果显著，而且对缓解消化不良导致的腹部胀气很有益处。

茯苓

食材档案

【别　　名】云苓、茯灵、松苓。

【性味归经】性平，味甘、淡；归心、肺、脾、肾经。

【功效主治】利水渗湿、健脾补中、宁心安神。治呕吐、泄泻、失眠健忘、遗精白浊等。

【适宜人群】脾虚腹泻、小便不利者。

【忌用人群】虚寒精滑或气虚下陷者。

【配伍须知】配人参、白术、甘草，可治疗脾胃虚弱、倦怠乏力、食少便溏。

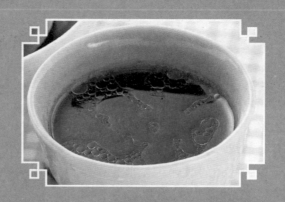

餐桌上的营养菜式

粥

茯苓粥

材料准备

大米70克　　薏苡仁20克　　茯苓10克　　白糖3克　　葱花适量

○ 制作方法

❶大米、薏苡仁均泡发洗净；茯苓洗净。❷锅置火上，倒入清水，放入大米、薏苡仁、茯苓，以大火煮开，再改为小火慢煮。❸待煮至浓稠状，调入白糖拌匀，再撒上葱花即可。

·功能效用·

本品具有清热利湿、健脾止泻的功效，适合湿热型慢性肠炎患者食用。

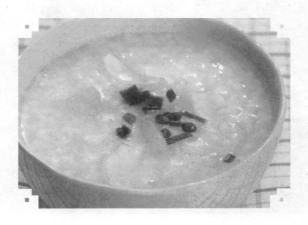

茯苓五味粥

材料准备

茯苓10克，五味子6克，粳米100克，高汤、盐适量。

制作方法

❶粳米淘洗干净；茯苓打成细粉；五味子洗净，待用。❷把粳米放入电饭煲内，加入茯苓粉、五味子及高汤煮熟，食用时，根据个人口味，用盐调味即可。

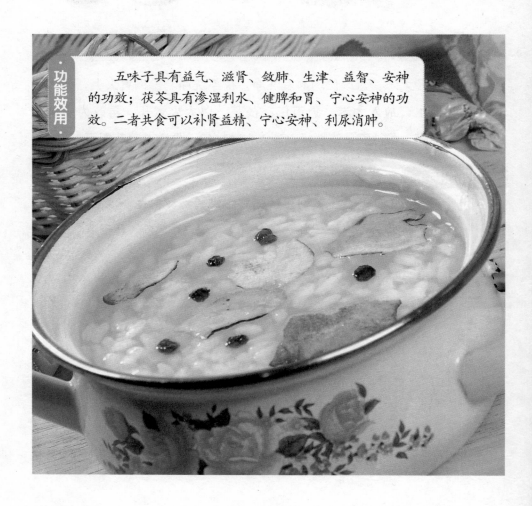

·功能效用·

　　五味子具有益气、滋肾、敛肺、生津、益智、安神的功效；茯苓具有渗湿利水、健脾和胃、宁心安神的功效。二者共食可以补肾益精、宁心安神、利尿消肿。

菜肴

茯苓糙米鸡

药切块。②锅中注水，放入除葱花、松子仁以外的所有材料，大火煮5分钟后，以小火慢炖约30分钟即可关火。③食用前撒入松子仁、葱花即可。

材料准备

鸡一只　　葱1根　　姜1小块　　茯苓10克

山药20克　松子仁1汤匙　红枣适量　糙米半碗

○ 制作方法

①鸡洗净，切块，氽烫去血水；葱洗净，切成葱花；姜切片；山

· 功能效用 ·

茯苓健脾燥湿、镇静安神；山药滋养补脾，增强记忆力；松子仁润肠通便，适合脾胃虚弱、水肿、失眠者食用。本品有健脑益智的功效。

汤羹

茯苓绿豆老鸭汤

绿豆和陈皮用清水浸透，洗净备用。③砂锅内加入适量清水，先用大火烧开，然后放入茯苓、绿豆、陈皮和老鸭块，待水再次烧开，改用小火继续煲3小时左右，出锅前以少许盐调味即可。

材料准备

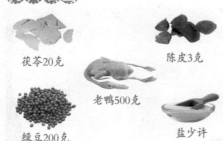

茯苓20克　　　　陈皮3克

老鸭500克

绿豆200克　　　　盐少许

○ 制作方法

①老鸭洗净，斩块备用。②茯苓、

· 功能效用 ·

本品能清热祛暑、利尿通淋。夏季经常食用可改善口渴多饮等症状。

茯苓白萝卜排骨汤

材料准备

猪排骨180克　　白萝卜50克

茯苓30克　　盐1克

○ 制作方法

①猪排骨斩成块，焯水洗净；白萝卜切块；茯苓洗净。②除盐外的所有原材料放入炖盅内，加适量水，用中火炖2小时。③最后放入盐搅匀即可。

· 功能效用 ·

白萝卜、猪排骨能补肾养血，滋阴润燥，营养价值丰富；茯苓能利水渗湿，健脾，安神。此汤有滋阴补血、利水瘦身、消热解毒的功效。

茯苓鹌鹑蛋汤

材料准备

茯苓20克，鹌鹑蛋6个，白糖15克。

○ 制作方法

①茯苓研成细粉。②鹌鹑蛋用沸水煮熟，扒皮备用。③炖锅内加入冷水500毫升，用中火烧沸。④茯苓粉和鹌鹑蛋倒入沸水中，再炖10分钟后，加入白糖拌匀，即可出锅。

· 功能效用 ·

本方对治疗体虚疲劳、肾虚水肿有很好的功效。

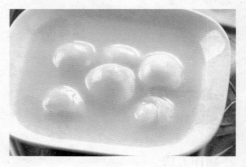

茯苓豆腐羹

材料准备

 茯苓30克
 枸杞子5克
 豆腐500克
 清汤适量

 香菇适量
 盐适量
 料酒适量
 淀粉适量

制作方法

①豆腐洗净，压干水分，切成小方块，撒上盐；香菇洗净切成片；茯苓、枸杞子洗净备用。②豆腐块下入高温油中炸至金黄色。③清汤、盐、料酒倒入锅内烧开，加淀粉勾成芡汁，再下入炸好的豆腐块、茯苓、香菇片，炒匀后出锅即成。

·功能效用·

本品有健脾化湿、减肥、降血糖的功效。

双苓黄瓜汤

材料准备

 黄瓜150克
 豆腐100克
 番茄25克

 猪苓5克
 茯苓10克

 麻油10克
 盐适量

制作方法

①豆腐洗净，切块；黄瓜洗净，切片；番茄洗净，切块；猪苓、茯苓装进纱布袋中，备用。②豆腐和药袋放进锅中，加适量水，约煮20分钟后，取出药袋，放入黄瓜片和番茄块稍煮。③调入麻油和盐即可。

·功能效用·

本汤可以利水消肿、调理脾胃，对治疗小儿单纯性肥胖有一定的效果。

茶酒

茯苓清菊茶

材料准备

茯苓7克　　　　　菊花5克　　　　　绿茶2克

◎制作方法

①茯苓研磨成粉备用；菊花、绿茶洗净。②茯苓粉、菊花、绿茶放入杯中，用300毫升左右的开水冲泡即可。

·功能效用·

茯苓能利水渗湿、益脾和胃、宁心安神，对脾胃气虚引起的虚胖、面部水肿很有效；菊花可散风清热、清肝明目、解毒消炎；绿茶可瘦身排毒。三者合用对消除脸部水肿现象有明显的效果。

莲 子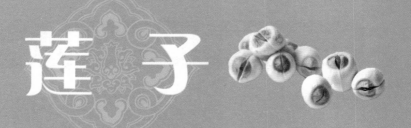

食材档案

【别　　名】莲实、莲蓬子。

【性味归经】性平，味甘、涩；归心、脾、肾经。

【功效主治】补脾止泻，止带，益肾涩精，安心养神。主治心烦失眠、脾虚久泻、大便溏泄、腰痛、遗精、赤白带下等。

【适宜人群】遗精、滑精者，心神不宁者，便溏久泻者，肾虚腰疼者。

【忌用人群】糖尿病患者，食积腹胀者。

【配伍须知】与酸枣仁、茯神、远志等药同用，可治心肾不交引起的虚烦、心悸和失眠。

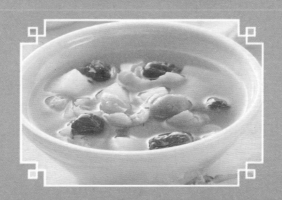

餐桌上的营养菜式

粥

莲枣猪肝粥

材料准备

粳米50克　　　　红枣10颗　　　　猪肝30克　　　　莲子20克

⚪**制作方法**

❶莲子用清水浸泡约半小时，捞出备用；猪肝洗净，切成丁炒熟；粳米和红枣洗净。❷粳米、红枣、猪肝丁和莲子一同放入锅中，加适量水熬煮成粥食用即可。

·功能效用·

　　红枣可补脾和胃、益气生津、调营卫，用于胃虚食少、气血津液不足、营卫不和等症；莲子可清心安神、涩精止血，用于热病、心烦神昏、暑热烦渴、烦热失眠等症。本粥具有补血养肝、益气健脾、养心安神等功效。

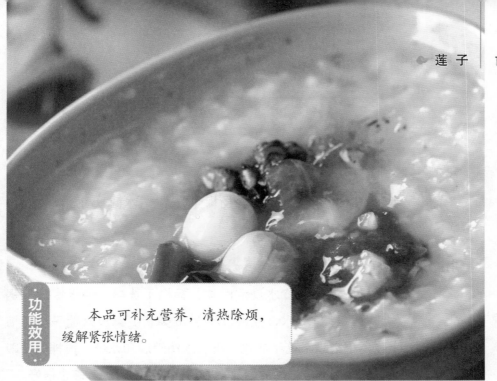

功能效用　本品可补充营养，清热除烦，缓解紧张情绪。

八宝莲子粥

材料准备

糯米150克，莲子100克，青梅、桃仁各30克，小枣40克，瓜子仁20克，海棠脯50克，金糕50克，白葡萄干20克，白糖150克，糖桂花30克。

○ 制作方法

①糯米洗净。②小枣用温水浸泡1小时，洗净；莲子去心，与小枣一同入蒸笼蒸半小时。③桃仁用开水发开，剥去黄皮，切成小块；青梅切成丝；瓜子仁、白葡萄干洗净；海棠脯切成薄片；金糕切成丁。④白糖加冷水和糖桂花调成汁。⑤糯米放入锅中，加入2000毫升冷水，煮成粥，再将所有制成的辅料摆在粥上面，入冰箱冷却，食用时淋上糖桂花汁即可。

梅干莲子粥

材料准备

米饭100克，莲子50克，杨梅干12颗，冰糖15克，朗姆酒5毫升。

○ 制作方法

❶莲子洗净，用冷水浸泡回软；杨梅干洗净。❷米饭放入锅中，加入适量冷水，煮约20分钟成粥状。❸放入莲子、杨梅干，用小火煮至莲子变软，再加入朗姆酒和冰糖，搅拌均匀即可盛起食用。煮好后的粥放在冰箱里当甜品吃，口感也很好。

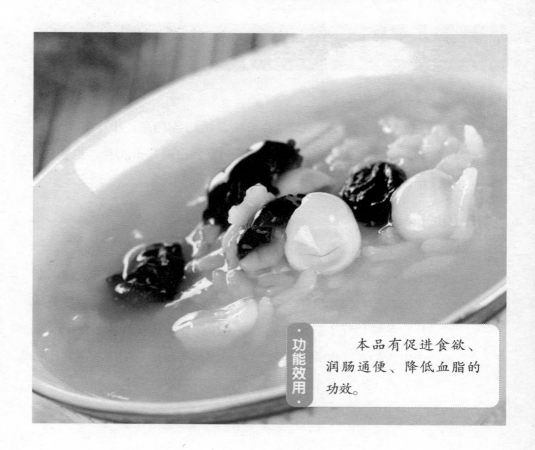

功能效用　本品有促进食欲、润肠通便、降低血脂的功效。

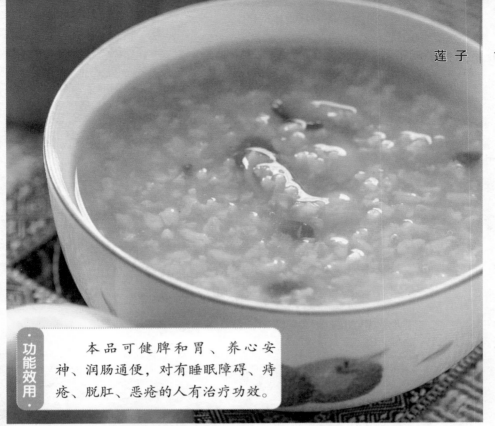

功能效用

本品可健脾和胃、养心安神、润肠通便，对有睡眠障碍、痔疮、脱肛、恶疮的人有治疗功效。

红豆莲子粥

材料准备

糯米50克，红豆40克，莲子20克，果糖15克。

● **制作方法**

❶糯米、红豆分别淘洗干净，用冷水浸泡2~3小时，捞出，沥干水分。❷莲子洗净，用冷水浸泡至回软。❸锅中加入适量冷水，煮沸，将红豆、糯米、莲子依次放入，再次煮滚后转小火慢熬约2小时。❹待粥稠后，加入果糖，拌匀即可盛起食用。

莲子青菜粥

材料准备

莲子30克，青菜少许，大米100克，白糖5克。

○ **制作方法**

①大米、莲子洗净，用清水浸泡；青菜洗净切丝。②锅置火上，放入大米、莲子，加适量清水，熬煮至粥成。③放入青菜丝，再加白糖稍煮调匀，便可食用。

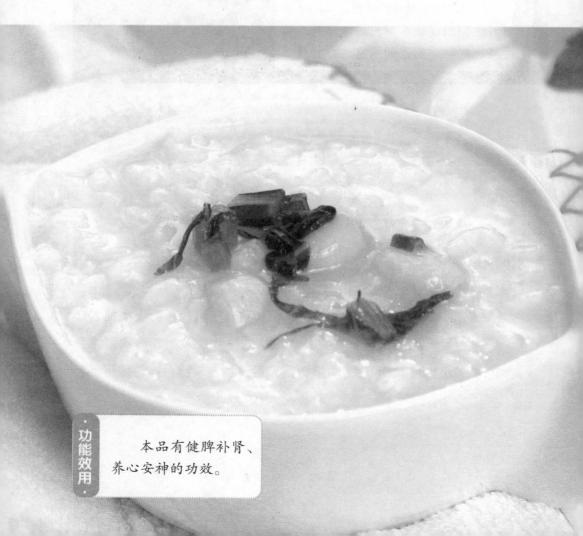

·功能效用·

本品有健脾补肾、养心安神的功效。

莲子有很好的滋补作用。本品可以补肝补肾、养血益气、降血压等，特别适合高血压患者食用。

莲子葡萄萝卜粥

材料准备

莲子、葡萄各25克，胡萝卜丁少许，大米100克，白糖5克，葱花少许。

○ 制作方法

①大米、莲子洗净，放入清水中浸泡；胡萝卜丁洗净；葡萄去皮，去籽，洗净。②锅置火上，放入大米、莲子煮至七成熟。③放入葡萄、胡萝卜丁煮至粥成，加入白糖调匀，再撒上葱花即可。

莲子山药粥

材料准备

粳米80克，山药块20克，莲子15克，玉米粒10克，盐3克，葱花适量。

制作方法

①粳米洗净，放入锅中熬煮。②山药块、莲子、玉米粒一同放入锅中，与粳米同煮熟。③加入盐和葱花，待其煮沸即可食用。

· 功能效用 ·

莲子有养心安神、益脾补肾等功效，对失眠健忘者很有帮助；玉米有调中和胃、利尿、降血脂、降血压的功效。此粥适合各类人群，尤其适合女性食用。

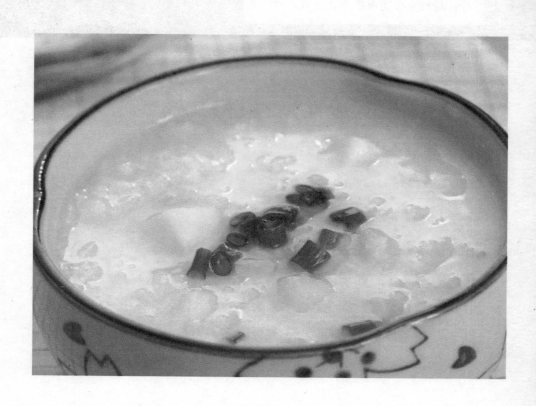

菜肴

莲子红枣炖鸭

材料准备

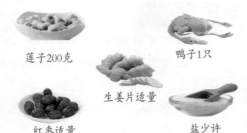

莲子200克

鸭子1只

生姜片适量

红枣适量

盐少许

○ 制作方法

①莲子、红枣分别用清水洗净，

莲子去心，红枣去核。②鸭子清洗干净，去内脏，放入沸水中煮数分钟，捞起，沥干水分，斩成大块。③除盐以外的全部材料放入锅内，注入适量清水，小火炖3小时，再以盐调味即可。

· 功能效用 ·

本品可清肺泻火、益气补虚，常食可缓解鼻干咽痛、肺虚干咳等症。

莲子芡实炖猪心

材料准备

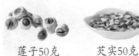

莲子50克

芡实50克

猪心350克

猪瘦肉100克

蜜枣20克

盐适量

○ 制作方法

①莲子、芡实、猪瘦肉、蜜枣洗

净，猪瘦肉切片。②猪心切开边，洗净空腔里的残留瘀血，入锅中氽烫。③适量清水放入砂锅内，煮沸后放入以上所有材料，大火再次烧开后，改用小火煲3小时，再依据个人的口味加盐调味即可。

· 功能效用 ·

此汤有安神定惊、养心补血的功效，经常食用有镇静和强心的作用。

莲子龙眼炖猪脑

材料准备

莲子50克

猪脑2个

龙眼肉25克

陈皮1块

盐3克

○ 制作方法

①莲子、龙眼肉、陈皮分别用清水洗净，陈皮浸软备用。②猪脑处理干净，汆烫捞起。③上述材料放入炖盅内，注入适量清水，盖上盖，隔水炖4小时，再以盐调味即可。

· 功能效用 ·

猪脑可补脑安神、增强记忆力；龙眼可补血养心。本品能健脾开胃、养心安神、健脑益智，常食可改善心烦失眠、健忘等症状。

汤羹

莲子红米羹

材料准备

莲子40克，红米80克，红糖10克。

○ 制作方法

①红米泡发洗净；莲子去心，洗净泡发备用。②锅置火上，倒入清水，放入红米、莲子煮至米粒开花。③加入红糖同煮至浓稠即可食用。

· 功能效用 ·

红米有补血及预防贫血的功效。此粥具有养心安神、固精止带、补脾止泻等功效。

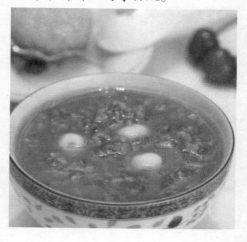

莲子芡实猪尾汤

材料准备

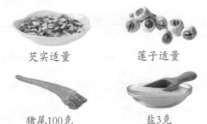

芡实适量　　　　莲子适量

猪尾100克　　　　盐3克

○ 制作方法

❶猪尾洗净，剁成段；芡实洗净；莲子去心，洗净。❷热锅注水，下入猪尾段，待血水去除后，捞起洗净。❸猪尾段、芡实、莲子放入炖盅，注入清水，大火烧开，改小火煲煮2小时，加盐调味即可。

·功能效用·

芡实具有固肾涩精、补脾止泻的功效；莲子可补脾止泻、健脾补胃、益肾涩精。此汤适宜由肾虚引起的遗精、早泄、阳痿等患者食用。

莲子补骨脂猪腰汤

材料准备

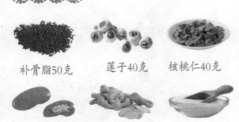

补骨脂50克　　莲子40克　　核桃仁40克

猪腰2个　　　姜适量　　　盐2克

○ 制作方法

❶补骨脂、莲子、核桃仁分别洗净浸泡。❷猪腰剖开，除去白色筋膜，加盐揉洗，以水冲净；姜洗净去皮切片。❸除盐外的所有材料放入砂锅中，注入清水，大火煲沸后转小火煲煮2小时。❹加入盐调味即可。

·功能效用·

本品可温肾壮阳、固肾涩精，适用于肾阳不足、肾中虚冷引起的腰膝酸软、无力、遗精、小便频数等症。

莲子百合汤

材料准备

百合20克，莲子50克，黑豆300克，鲜椰汁适量，冰糖30克。

制作方法

①莲子洗净，先用热水浸泡半小时，再煲煮15分钟，倒出冲洗；百合浸泡，洗净；黑豆洗净，用热水浸泡1小时以上。②水烧滚，下黑豆，用大火煲半小时。③下入莲子、百合，中火煲45分钟，转小火煲1小时。④下入冰糖，待溶，再加入椰汁即成。

·功能效用·

本品可以滋阴润肺、养心安神、美白养颜。

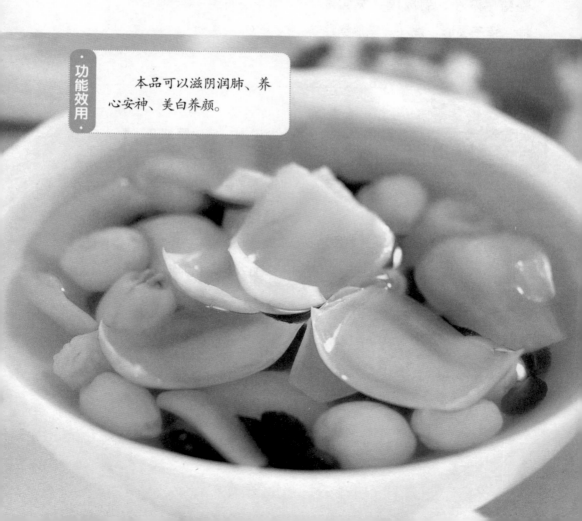

莲子茯神猪心汤

材料准备

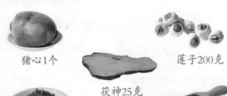

猪心1个　　茯神25克　　莲子200克

葱段少许　　　　　　　　盐5克

○ 制作方法

猪心对半切开，汆烫去血水，捞出，再放入清水中清洗干净。❷ 莲子、茯神洗净后入锅，加水熬汤，以大火煮开后转小火煮30分钟。❸猪心切片，放入锅中，煮至熟。❹加葱段、盐稍煮片刻即可食用。

· 功能效用 ·

本品具有补血养心、安神助眠的功效，对改善心悸、失眠多梦等症有很好的疗效。

莲子菠萝羹

材料准备

菠萝1个

莲子100克　　　　白糖25克

○ 制作方法

❶锅置火上，加适量清水，放入白糖烧开。❷莲子泡发洗净，入糖水锅内煮5分钟，放凉，捞出莲子，糖水入冰箱冰镇。❸菠萝去皮洗净，切成小丁，然后与莲子一同装入小碗内，浇上冰镇糖水即可食用。

· 功能效用 ·

本品具有涩精止遗、养心安神、益气和胃、解渴生津等功效，能治疗滑精早泄、失眠等症。

莲子百合排骨汤

材料准备

莲子50克

百合50克

枸杞子15克

猪排骨段500克

米酒适量

盐适量

○ 制作方法

❶猪排骨段洗净，氽去血水，捞出备用。❷莲子和百合一起洗净，莲子去心；百合掰成瓣，备用。❸除盐、枸杞子以外的所有材料一同放入锅中，加适量水，炖煮至猪排骨段完全熟烂，起锅前放入枸杞子和盐即可。

·功能效用·

本品具有润肺止咳、补肾涩精、清心安神、预防高血压、补钙等功效。

莲子百合芡实排骨汤

材料准备

猪排骨段200克

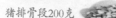

芡实15克

莲子15克

百合15克

盐3克

○ 制作方法

❶猪排骨段洗净，氽去血水；莲子去心，洗净；芡实洗净；百合洗净，泡发。❷猪排骨段、莲子、芡实、百合一起放入砂锅中，注入清水，大火烧沸。❸转小火煲2小时，加盐调味即可。

·功能效用·

本品适宜由肾虚引起的早泄、阳痿患者食用。

番茄莲子鲜肉汤

材料准备

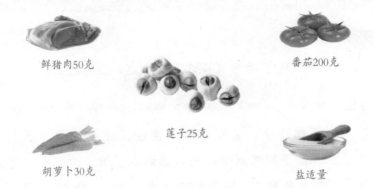

鲜猪肉50克

番茄200克

莲子25克

胡萝卜30克

盐适量

○ 制作方法

❶鲜猪肉洗净沥干，用盐搓匀，腌24小时后切成小块。❷番茄洗净，切块；胡萝卜去皮，洗净，切厚块；莲子洗净。❸所有材料一起放入锅中，加水煲20分钟，再加盐调味即可。

· 功能效用 ·

番茄中的番茄红素能降低眼睛黄斑的退化、减少色斑沉着，还能防御紫外线，抑制黑色素的形成。

莲子百合莲藕糖水

材料准备

莲藕100克，百合10克，莲子20克，白糖适量。

制作方法

①莲藕洗净，去皮切片；百合、莲子洗净，沥干水。②百合、莲子放入煲中，注入适量水煮滚，改用小火煲30分钟。③加入莲藕片，继续煲30分钟。④放入白糖煮化即成。

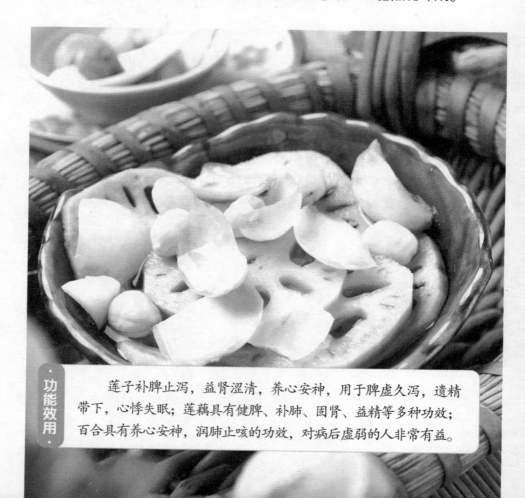

功能效用

莲子补脾止泻，益肾涩清，养心安神，用于脾虚久泻，遗精带下，心悸失眠；莲藕具有健脾、补肺、固肾、益精等多种功效；百合具有养心安神，润肺止咳的功效，对病后虚弱的人非常有益。

五味子

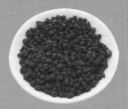

食材档案

【别　　名】玄及、会及、五梅子。

【性味归经】性温，味甘、酸；归肺、心、肾经。

【功效主治】收敛固涩、益气生津、补肾宁心。治疗肾虚
　　　　　　所致的久咳虚喘、久泻久痢。

【适宜人群】自汗盗汗、面色萎黄、食欲不振者，脾虚腹
　　　　　　泻者，神经衰弱者。

【忌用人群】外有表邪、内有实热者，咳嗽初起、痧疹初
　　　　　　发者。

【配伍须知】与人参、麦冬配伍，泡茶饮用，可治热伤气
　　　　　　阴引起的汗多口渴。

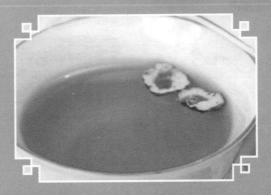

餐桌上的营养菜式

粥

猪肚五味子白术粥

材料准备

猪肚500克

粳米150克

五味子30克

白术30克　　生姜片6克　　盐适量

○ **制作方法**

①猪肚处理干净，切小块，汆水

备用。②粳米洗净入锅，加水煮粥。③待粥五成熟时加入五味子、白术、猪肚块、生姜片，煮熟后加盐调味即可。

· **功能效用** ·

五味子可养心安神；粳米可益气补虚，二者合用，对气虚所致的自汗盗汗、面色萎黄、食欲不振、腹泻等均有疗效。本品有补气、健脾、敛汗的功效。

菜肴

五味子炖猪肝

材料准备

猪肝180克

五味子15克

红枣适量

姜适量

盐1克

○ **制作方法**

①猪肝洗净切片；五味子、红枣

洗净；姜去皮，洗净切片。②锅中注水，入猪肝汆去血沫。③炖锅装水，放入猪肝片、五味子、红枣、姜片炖3小时，调入盐后即可食用。

· **功能效用** ·

此汤有养血安神的作用，对改善心血亏虚引起的失眠多梦、头晕目眩等有很好的效果。

五味子爆羊腰

材料准备

杜仲15克

羊腰500克

五味子6克

盐适量

水淀粉适量

葱花适量

蒜适量

制作方法

①杜仲、五味子洗净煎汁。②羊腰洗净，切小块，用水淀粉、药汁裹匀；蒜切末。③烧热油锅，放入羊腰块爆炒，待嫩熟后，再放入葱花、蒜末、盐即可。

·功能效用·

羊腰补肾气，益精髓；杜仲能补肝肾、强筋骨、安胎。本品有补肝益肾、强腰膝的功效，可治疗肾虚劳损、阳气衰败所致的多汗等症。

茶酒

五味子养心安神茶

材料准备

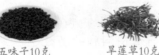
五味子10克

旱莲草10克

刘寄奴5克

白糖适量

制作方法

①五味子、旱莲草、刘寄奴洗净备用。②所有药材放入杯中，加入沸水后盖上杯盖。③焖上15分钟，然后加入白糖调匀即可饮用。

·功能效用·

本品可养心安神，破瘀散结，适于心血瘀滞、心神不宁、胸常有隐痛或刺痛者饮用。

五味子红枣饮

材料准备

五味子9克

红枣12枚

金橘30克

冰糖适量

○ 制作方法

❶五味子、红枣、金橘分别洗净。❷把所有材料放入锅中，加适量水，用小火煎成汁。❸调入冰糖即可饮用。

·功能效用·

五味子具有调养五脏、强心镇定的功能，能增加肝脏解毒能力。本方可以养血补肝、滋肾强身，对病毒性肝炎有一定的疗效。

糕点小吃

五味子番茄面

材料准备

人参须10克，麦冬15克，五味子5克，面条90克，番茄150克，秋葵100克，火腿肉60克，高汤800毫升，盐、香油各适量。

○ 制作方法

❶麦冬、五味子、部分人参须放入纱布袋，与高汤置入锅中煮10分钟，滤汁。❷番茄去蒂洗净，切块；秋葵去蒂洗净切开；火腿肉切丝；面条入开水中煮熟，捞出。❸药汁和剩下的人参须入锅，加火腿丝、番茄块、秋葵煮熟，调入面条中，加入盐和香油即可。

·功能效用·

本品有益气生津、敛汗固精、滋阴润肺的功效。

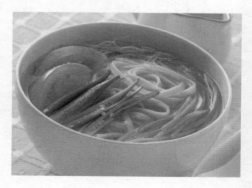

山楂

食材档案

【别　　名】映山红果、酸枣。

【性味归经】性微温，味酸、甘；归脾、胃、肝经。

【功效主治】消食健胃、行气散瘀、化浊降脂。用于治疗
肉食积滞、胃脘胀满、泻痢腹痛、血瘀经闭
痛经、产后瘀阻腹痛、心腹刺痛等。

【适宜人群】食欲不振、食积腹胀者。

【忌用人群】脾胃虚弱者，胃酸分泌过多者，胃溃疡患者，
孕妇及哺乳期妇女。

【配伍须知】与橘核、荔枝核同用，可治疗疝气疼痛。

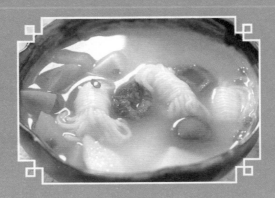

餐桌上的营养菜式

粥

高良姜山楂粥

 材料准备

高良姜26克，大米90克，山楂30克，盐2克，鲜枸杞叶少许。

○ 制作方法

❶大米泡发洗净；高良姜洗净，切片；山楂洗净，切片；鲜枸杞叶洗净切碎。❷锅置火上，注水后，放入大米、高良姜、山楂片，用大火煮至粥熟。❸改小火稍煮，调入盐，再撒上鲜枸杞叶即成。

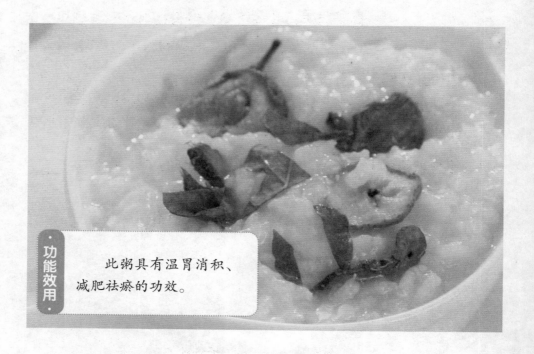

· 功能效用 ·

此粥具有温胃消积、减肥祛瘀的功效。

·功能效用·

此粥具有益气和胃、消食化积的功效。

山楂苹果大米粥

材料准备

山楂干15克，苹果50克，大米100克，冰糖5克，葱花少许。

制作方法

①大米淘洗干净，用清水浸泡；苹果洗净切小块；山楂干用温水稍泡后洗净，备用。②锅置火上，放入大米，加适量清水煮至八成熟。③放入苹果块、山楂干煮至米熟烂，放入冰糖熬至溶化后撒上葱花即可。

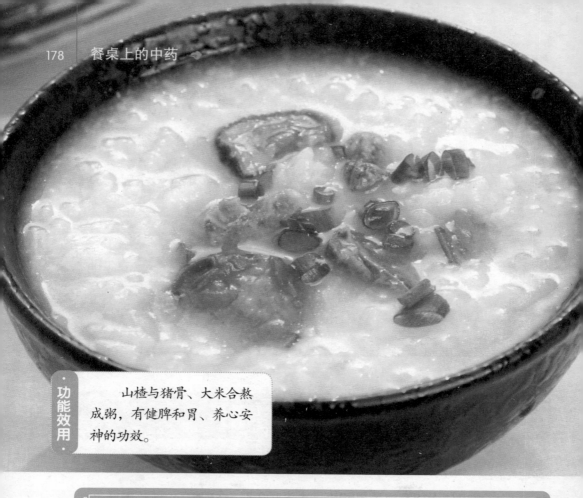

功能效用

山楂与猪骨、大米合熬成粥，有健脾和胃、养心安神的功效。

山楂猪骨大米粥

材料准备

干山楂50克，猪骨500克，大米80克，盐、料酒、醋、葱花各适量。

○ 制作方法

①干山楂用温水泡发，洗净；猪骨洗净，斩块，入沸水汆烫，捞出；大米淘净，泡好。②猪骨入锅，加清水、料酒，大火烧开，滴入醋，下入大米，煮至米粒开花。③转小火，放入山楂，熬煮成粥，然后加入盐调味，再撒上葱花即可。

菜肴

山楂牛蒡瘦身煲

材料准备

山楂25克，牛蒡600克，魔芋丝240克，胡萝卜1根，盐适量。

制作方法

①山楂洗净；牛蒡削皮、洗净，切滚刀块，浸入盐水中；胡萝卜削皮、洗净，切滚刀块；魔芋丝洗净。②所有材料放入砂锅中，再加入适量清水置大火上煮沸，然后转小火炖至牛蒡熟软，再加入盐调味即可。

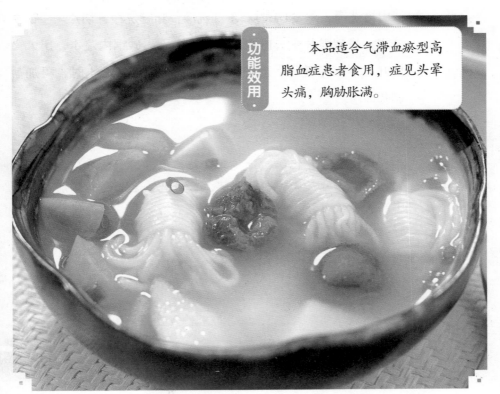

·功能效用·

本品适合气滞血瘀型高脂血症患者食用，症见头晕头痛，胸胁胀满。

汤羹

山楂麦芽猪腱汤

材料准备

山楂适量

麦芽适量

盐2克

猪腱适量

○ 制作方法

❶山楂洗净，泡发1小时；麦芽洗净；猪腱洗净，切片。❷锅中注水，将猪腱片汆去血水，取出洗净。❸砂锅内注水，用大火烧开，下入猪腱片、麦芽、山楂片，改小火煲5小时，再加盐调味即可。

· 功能效用 ·

山楂有消食化积、行气散瘀的作用，用于治疗肉食积滞、胃脘胀满等症；麦芽疏肝醒脾、可退乳，主治食积不消、脘腹胀满、食欲不振、呕吐泄泻、乳胀不消等症。二者同食可改善脾虚腹胀、饮食积滞等症状。

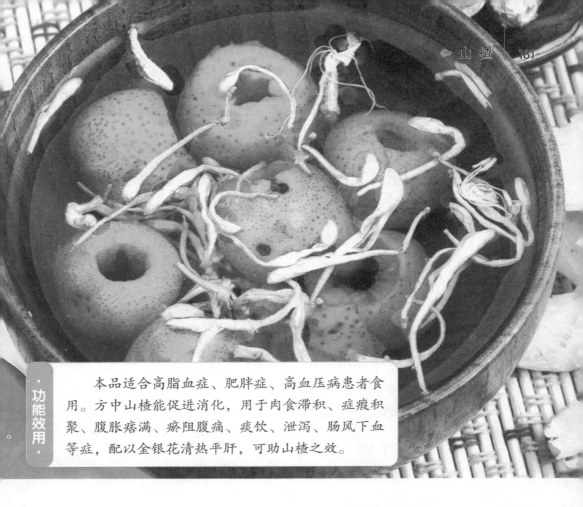

本品适合高脂血症、肥胖症、高血压病患者食用。方中山楂能促进消化，用于肉食滞积、症瘕积聚、腹胀痞满、瘀阻腹痛、痰饮、泄泻、肠风下血等症，配以金银花清热平肝，可助山楂之效。

金银花山楂汤

材料准备

金银花30克，山楂10克，蜂蜜1勺。

制作方法

❶山楂去核，洗净；金银花用清水冲洗干净备用。❷金银花、山楂放入砂锅内，加入4碗清水煎至2碗，去渣取汁，温热时加入蜂蜜拌匀饮用即可。

茶酒

山楂五味子茶

材料准备

山楂干50克，五味子30克，白糖少许。

制作方法

①山楂干、五味子洗净，放入锅中。②加入适量清水，煎煮10分钟。煎两次，取汁混匀。③依据个人的口味调入白糖，搅拌溶化即可饮用。

· 功能效用 ·

本品具有健脾开胃、养心安神、解郁除烦等功效。

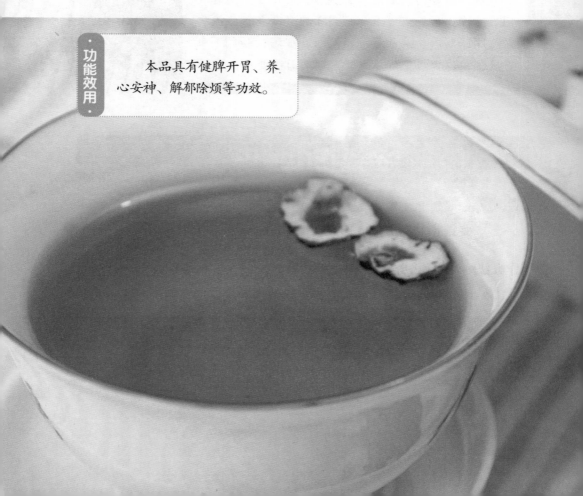

炒麦芽善消食，除积滞；山楂可解肉食油腻，行积滞。二药合用，味道酸甜可口，既消食，又开胃，特别适合儿童饮用。

麦芽山楂饮

材料准备

炒麦芽10克，炒山楂片10克，红糖适量。

⭕制作方法

❶炒麦芽、炒山楂片放入锅中，加适量水煎煮。❷15分钟后，加入红糖稍煮片刻，取汁饮。

山楂乌梅草姜饮

材料准备

山楂20克，乌梅5～10枚，甘草5克，生姜15克，冰糖适量。

制作方法

①乌梅洗净，去核，切成片；生姜去皮、洗净，切成片；甘草洗净备用。②锅中加入清水，用大火烧开，放入除冰糖外所有原料煲20分钟。③加入冰糖煮至溶化即可。

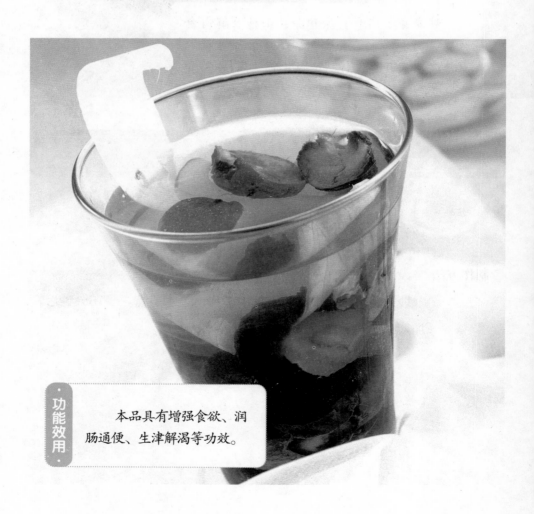

功能效用

本品具有增强食欲、润肠通便、生津解渴等功效。

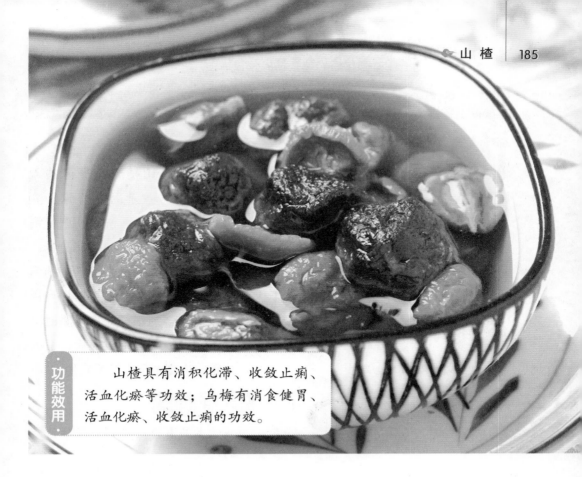

功能效用

山楂具有消积化滞、收敛止痢、活血化瘀等功效；乌梅有消食健胃、活血化瘀、收敛止痢的功效。

山楂乌梅糖水

材料准备

山楂100克，乌梅100克， 蜂蜜100毫升。

制作方法

①山楂、乌梅清洗干净，山楂对半切开，待用。②锅中倒入适量清水，煮开后放入山楂和乌梅，用慢火煮约20分钟。③熄火后稍放凉后加入蜂蜜即可。

糕点小吃

山楂玫瑰奶

材料准备

山楂干10克

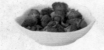
玫瑰花5克

苹果350克

低脂鲜奶300毫升

薄荷5克

鲜奶油100毫升

白糖50克

○ 制作方法

❶玫瑰花、山楂干、薄荷共入锅，加清水煮沸后立即滤汁。❷苹果去皮去籽，洗净切丁，锅中注水，加10克白糖煮15分钟，盛入小模型杯中。❸过滤好的汤汁、低脂鲜奶、鲜奶油和40克白糖入锅混合加热，即将沸腾时关火，倒入模型杯中放凉后，放入冰箱，冷藏至凝固即可食用。

· 功能效用 ·

本品有行气解郁、安抚情绪的功效。

山楂饼

材料准备

山楂15克

鸡内金7克

食用油适量

山药5克

麦粉70克

○ 制作方法

❶山药、山楂和鸡内金研成细末。❷麦粉和研好的细末加水，揉成团，捏成饼，放到油锅里煎至两面金黄即可。

· 功能效用 ·

鸡内金能消积滞，健脾胃。本方具有健胃消食、增加食欲的功效，适用于小儿厌食。

白果

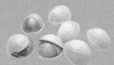

食材档案

【别　　名】银杏、佛指甲。

【性味归经】性平，味甘、苦、涩；归肺、肾经；有毒。

【功效主治】敛肺定喘、收涩止带，缩尿。治疗喘咳痰多、带下白浊、遗尿尿频等。

【适宜人群】肺虚咳嗽气喘者，皮肤干燥粗糙者，贫血、产后病后体虚者，肾虚早泄、遗精者，脾胃虚寒、食欲不振者。

【忌用人群】有实邪、内火旺盛、便秘者。

【配伍须知】配五味子、核桃仁等，可平咳喘。本品生食有毒，不可食用。

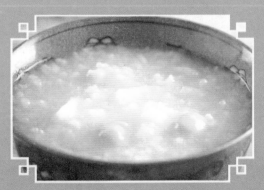

餐桌上的营养菜式

粥

白果冬瓜粥

材料准备

粳米100克，白果25克，冬瓜100克，姜末5克，盐3克，胡椒粉1克，高汤200毫升。

○ 制作方法

①粳米淘洗干净，先用冷水浸泡半小时，沥干水分，再放入锅中，加入冷水煮沸，然后改用小火熬煮成稀粥，装碗备用。

②白果洗净，浸泡回软，焯水烫透，捞出，去心，沥干水分；冬瓜去皮、瓤，切厚片备用。③锅中加入高汤、姜末，用大火煮沸后，下入稀粥、白果、盐和胡椒粉，再次煮沸后下入冬瓜片，搅拌均匀，煮5分钟即可盛起食用。

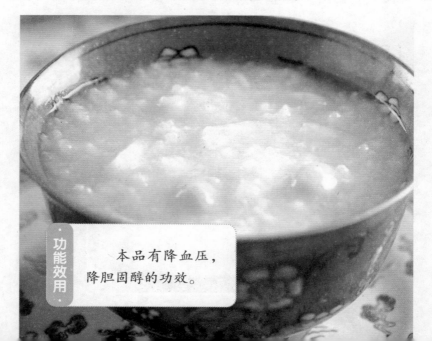

· 功能效用 ·

本品有降血压，降胆固醇的功效。

白果贝母粥

白果10克

贝母10克

莱菔子15克

粳米100克

盐适量

香油适量

制作方法

①白果、粳米、贝母、莱菔子洗净，备用。②所有的材料一起放进锅中，加入2000毫升清水，用大火将米粒煮至开花，再改为小火慢煮成粥。③放入盐，再淋上香油，调匀即可。

·功能效用·

此粥具有平喘、止咳、化痰的功效，对哮喘痰多的患者有较好的食疗效果。

菜肴

白果烧肚条

材料准备

白果150克，猪肚100克，红、青椒各适量，盐3克，醋5克，水淀粉、食用油适量。

制作方法

①猪肚洗净，切条；白果去壳洗净，浸泡去心；红、青椒均去蒂，洗净切条。②油锅烧热，下猪肚条、白果略炒，注水，焖煮到快熟时，放入青、红椒。③加盐、醋调味，再用水淀粉勾芡，入盘即可。

·功能效用·

本品可以健脾胃、补虚损、益肺气、缩小便和护血管的作用。

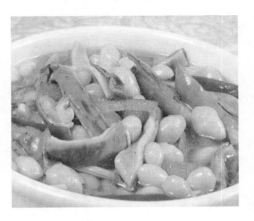

白果椒麻仔鸡

材料准备

仔鸡500克，白果100克，泡红椒50克，盐、料酒、食用油、辣椒油、青花椒、青椒圈各适量。

制作方法

❶仔鸡处理干净，切块，加盐和料酒腌渍，焯水。❷食用油烧热，放入泡红椒、青花椒炒香，加入仔鸡块翻炒，再放入青椒圈和白果同炒，加适量清水、盐、辣椒油炖煮20分钟。❸浇上辣椒油，起锅装盘即可。

· 功能效用 ·

本品具有滋阴补气的作用，还可补充营养、增强免疫力。

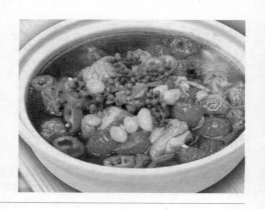

白果脆鸡

材料准备

鸡肉250克，白果150克，荷兰豆100克，杏仁20克，胡萝卜20克，生抽、盐、食用油各适量，葱段30克。

制作方法

❶鸡肉洗净，切块；白果去皮，洗净；胡萝卜洗净，切片；杏仁入锅煮熟后，捞出；荷兰豆择洗干净。❷油锅烧热，放鸡块炒熟，再放入白果、杏仁、胡萝卜片、荷兰豆翻炒至熟，加入葱段、生抽、盐，翻炒入味即可。

· 功能效用 ·

本品具有润肺止咳、滋阴补气等作用。

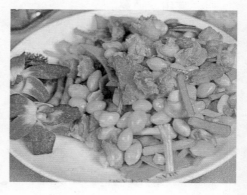

汤羹

白果腐竹薏苡仁汤

材料准备

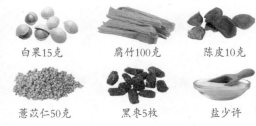

白果15克　　腐竹100克　　陈皮10克

薏苡仁50克　　黑枣5枚　　盐少许

○ 制作方法

① 白果去壳取肉，洗净备用；薏苡仁、陈皮洗净备用。② 腐竹用清水浸软，洗净，切段；黑枣洗净备用。③ 砂锅内加水煮沸，放白果肉、陈皮、薏苡仁和黑枣。④ 水开后转中火煲2小时，再放入腐竹段，并以少许盐调味，续煲30分钟即可。

· 功能效用 ·

本汤味道鲜甜，能清热化痰，利小便，还能预防燥热性疾病。

白果莲子乌鸡汤

材料准备

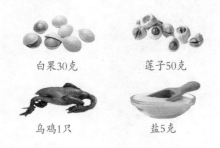

白果30克　　莲子50克

乌鸡1只　　盐5克

○ 制作方法

① 乌鸡洗净，剁块，汆烫后捞出冲净；白果、莲子洗净。② 乌鸡块放入锅中，加水没过，以大火煮开后，转小火煮20分钟。③ 加入白果、莲子，续煮15分钟，最后加盐调味即成。

· 功能效用 ·

本品具有滋阴补肾，缩尿固精、健脾养胃的功效，可用于小儿遗尿、妇女带下过多、成人遗精滑泄等症。

白果冬瓜汤

材料准备

白果50克，冬瓜500克，猪棒骨500克，料酒10克，姜5克，葱10克，盐3克，胡椒粉2克。

制作方法

❶白果去壳、去心，洗净；猪棒骨洗净，敲破；冬瓜洗净，去皮切成片；姜切片；葱切段。❷白果仁、猪棒骨、冬瓜条、料酒、姜片、葱段同放入炖锅中，加水2500毫升，大火烧沸，再转小火炖煮35分钟，出锅前，挑出葱段和姜片，加入盐、胡椒粉调味即成。

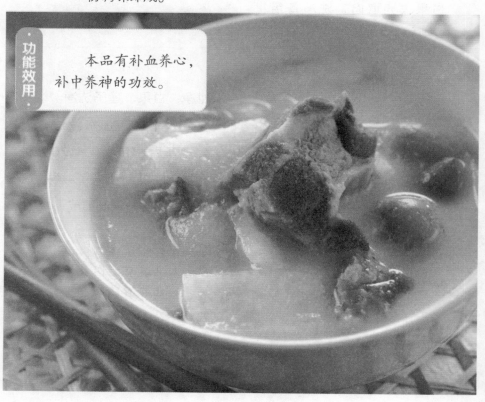

·功能效用·

本品有补血养心，补中养神的功效。

决明子

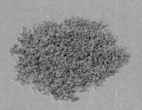

食材档案

【别　　名】草决明、假绿豆。

【性味归经】性微寒，味甘、苦、咸。归肝、大肠经。

【功效主治】清肝明目、润肠通便。主治目赤涩痛、羞明多泪、目暗不明、头痛眩晕、肠燥便秘等症。

【适宜人群】高血压患者，肝炎、肝硬化患者，习惯性便秘患者。

【忌用人群】气虚便溏者。

【配伍须知】配菊花、夏枯草等，可用于治疗肝火上攻引起的头痛眩晕。

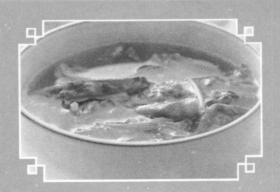

餐桌上的营养菜式

汤羹

决明子鸡肝苋菜汤

材料准备

苋菜250克，鸡肝2副，决明子15克，盐2小匙。

○ 制作方法

❶苋菜剥取嫩叶和嫩梗，洗净，沥干；鸡肝洗净，切片，氽去血水后捞出，冲净。❷决明子装入纱布袋并扎紧袋口，放入煮锅中，加水1200毫升熬成药汤，捞出药袋。❸在药汤中加入苋菜，煮沸后下入肝片，再次煮开后加盐调味即可。

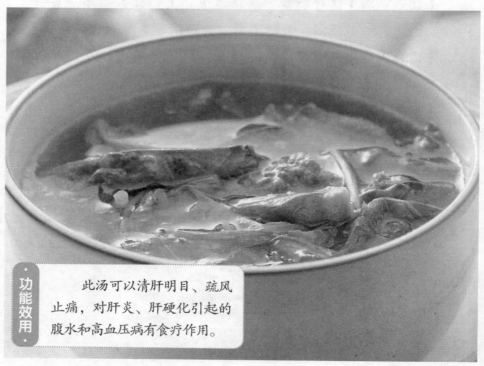

·功能效用· 　　此汤可以清肝明目、疏风止痛，对肝炎、肝硬化引起的腹水和高血压病有食疗作用。

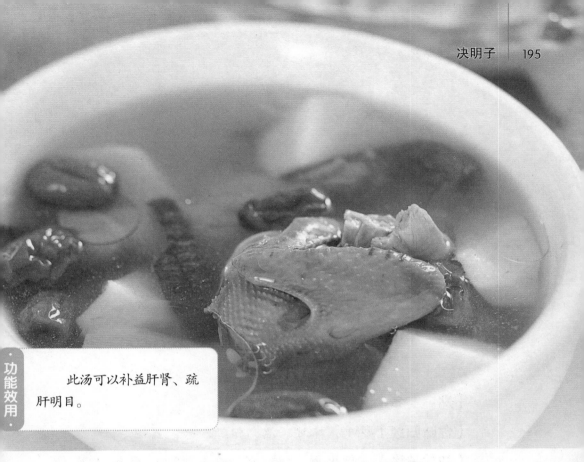

此汤可以补益肝肾、疏肝明目。

决明子杜仲鹌鹑汤

材料准备

鹌鹑1只，杜仲50克，山药块100克，决明子15克，枸杞子25克，红枣适量，生姜5片，盐8克。

○ 制作方法

❶鹌鹑洗净，剁块。❷杜仲、枸杞子、红枣、山药块洗净；决明子装入纱布袋，放入锅中，加1200毫升水熬成药汤，捞出药袋。❸药汤中加入杜仲、枸杞子、红枣、山药块、生姜片和鹌鹑块，大火煮沸后改小火煲3小时，加盐调味即可。

藕节

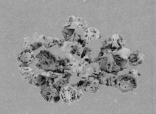

食材档案

【别　　名】光藕节、藕节疤。

【性味归经】性平，味甘、涩；归肝、肺、胃经。

【功效主治】收敛止血、化瘀。可治咯血、吐血、尿血、衄血、
　　　　　　崩漏等。

【适宜人群】有鼻出血、咯血、吐血、便血、尿血和妇女
　　　　　　崩漏等出血症状者。

【忌用人群】肥胖者宜少食，产妇不宜过早食用。

【配伍须知】与小蓟、通草等同用，可治疗血淋、尿血。

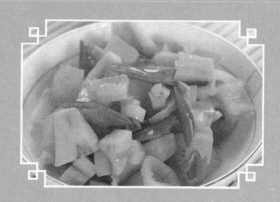

餐桌上的营养菜式

粥

藕节雪梨粥

材料准备

鲜藕节、红枣、雪梨各20克，大米80克，蜂蜜适量。

○ 制作方法

①雪梨去皮洗净，切片；红枣去核洗净；鲜藕节洗净切片；大米洗净备用。②锅置火上，放入水、大米，中火煮至米粒绽开，再放入雪梨片、红枣、鲜藕节片。③转小火煮至粥成，调入蜂蜜食用即可。

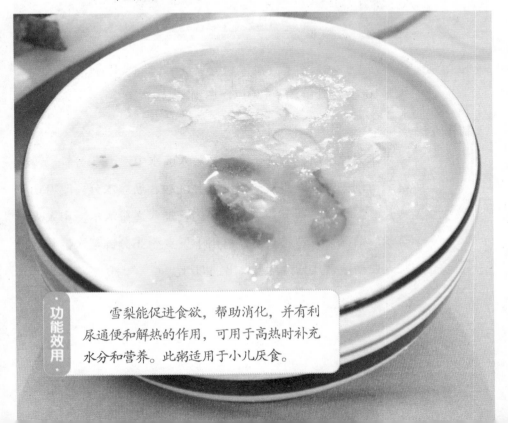

功能效用：

　　雪梨能促进食欲，帮助消化，并有利尿通便和解热的作用，可用于高热时补充水分和营养。此粥适用于小儿厌食。

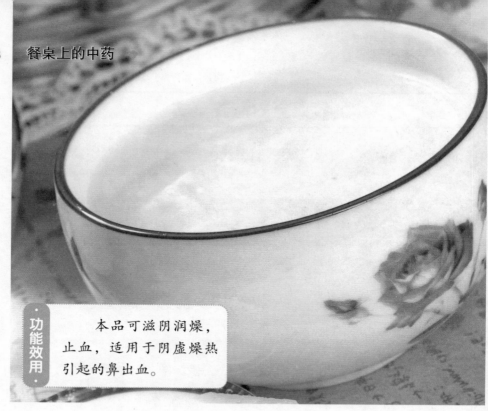

功能效用

　　本品可滋阴润燥，止血，适用于阴虚燥热引起的鼻出血。

鲜藕节大米粥

材料准备

大米100克，新鲜藕节150克，白糖2大匙。

○ 制作方法

❶大米去掉杂质，淘洗干净，再放入清水中浸泡30分钟。❷新鲜藕节削去外皮，用淡盐水浸泡并洗净，沥净水分，改刀切成大片。❸大米、藕节片放入净锅内，加入适量清水，用大火煮至沸。❹撇去浮沫和杂质，再用小火煮约35分钟至米粥熟烂，加入白糖稍煮几分钟，离火出锅即可。

菜肴

酸辣藕节丁

材料准备

新鲜藕节300克，胡萝卜100克，尖椒50克，盐、白糖、生抽、醋、葱花、姜片、干辣椒、食用油各适量。

制作方法

①胡萝卜和尖椒洗净，切成大丁。②新鲜藕节切成丁，泡入水中去除多余的淀粉。③炒锅热锅凉油，放入葱花、姜片和干辣椒爆香。④放藕节丁翻炒快断生的时候淋少许生抽。⑤藕节丁断生后放入尖椒丁和胡萝卜丁，翻炒均匀，加入盐、白糖翻炒，淋醋出锅即可。

功能效用

本品能清热凉血，消瘀止血，收敛作用较强，可缩短出血时间。

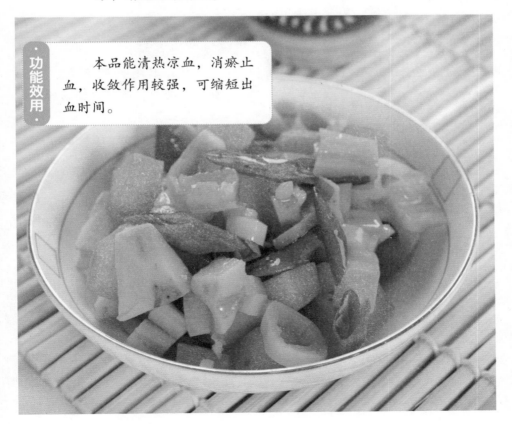

风味藕节片

材料准备

藕节 400克，辣椒酱、盐、香油、香菜叶各适量。

制作方法

❶藕节刮去外皮，洗净，切成厚片。❷锅中加水、盐、香油烧沸，下入藕节片焯水至熟，捞出，沥干水分装盘。❸把辣椒酱用刷子均匀地刷在藕片上，再撒上香菜叶即可。

·功能效用·

本品可以促进脾胃功能的提高，对于脾胃不和所导致的恶心、呕吐、反酸、胃灼热、腹痛、腹胀有很好的缓解作用。

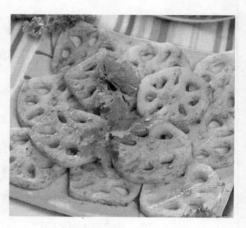

泡脆藕节段

材料准备

鲜藕节 1000克，冰糖10克，盐水1000毫升。

制作方法

❶鲜藕节洗净，去皮，切片。❷鲜藕节片用盐水腌渍两天，捞出，沥干水分。❸冰糖放入坛内，加入腌好的藕节片和充足的盐水，盖上坛盖，泡7天，即可食用。

·功能效用·

本品具有健脾开胃、益血补心的功效，还可以辅助治疗咯血、尿血等症。

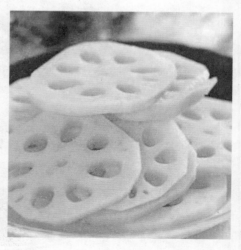

汤羹

藕节菱角排骨汤

材料准备

猪排骨500克,菱角300克,新鲜藕节300克,盐2小匙,白醋10克。

制作方法

①猪排骨斩块,汆烫,捞起洗净;新鲜藕节洗净,削皮,切块。②菱角汆烫,捞起,剥净外表皮膜。③猪排骨块、藕节块、菱角放入锅内,加适量水,再加入白醋,以大火煮开,再转小火炖40分钟,加盐调味即可。

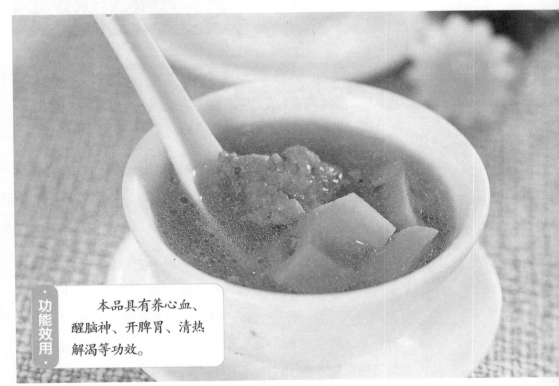

·功能效用· 本品具有养心血、醒脑神、开脾胃、清热解渴等功效。

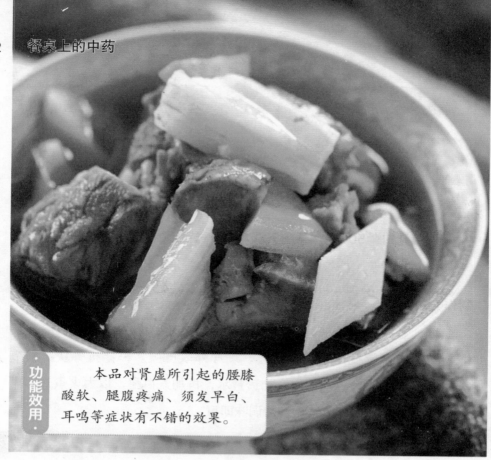

功能效用

本品对肾虚所引起的腰膝酸软、腿腹疼痛、须发早白、耳鸣等症状有不错的效果。

藕节三红羊骨汤

材料准备

羊脊骨或羊胫骨1000克，新鲜藕节750克，胡萝卜150克，赤小豆50克，红枣12颗，生姜1片，香油、盐适量，冷水3000毫升。

○ 制作方法

①羊脊骨洗净，斩成大块（如果是羊胫骨则敲裂）。②新鲜藕节洗净，切成大块；胡萝卜刮皮洗净，切滚刀块；赤小豆和红枣分别淘洗干净，红枣去核。③煲内倒入3000毫升冷水，大火烧开，放入所有材料，待水再次烧开后改用小火煲3小时即可。④煲好后，加入香油、盐后便可食用。

藕节雪梨甜汤

材料准备

新鲜藕节100克，雪梨2个，冰糖30克。

○ 制作方法

①新鲜藕节清洗干净，切成小片；雪梨洗净，去皮及核，切成小块备用。②藕节片、雪梨块加清水一同放入锅中用大火烧开，再转小火炖约20分钟。③加入冰糖，关火晾凉，出锅装碗即可。

·功能效用·

藕节具有收敛止血、化瘀的功效；雪梨具有清肺化痰、生津止渴的功效。本品可以清热凉血、散瘀止血、消肿止痛，适用于烦渴、酒醉、咯血、吐血的人。

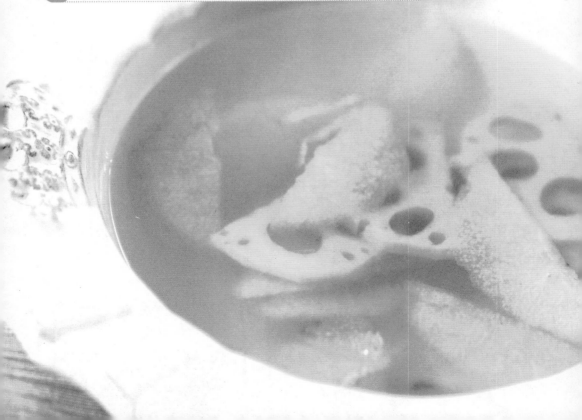

茶酒

藕节胡萝卜汁

材料准备

蜂蜜15毫升，新鲜藕节80克，生姜2克，胡萝卜120克。

制作方法

①新鲜藕节和胡萝卜洗净，去皮，分别切成适当大小的块；生姜洗净，切块。②新鲜藕节块、胡萝卜块、生姜块、蜂蜜放入榨汁机中，加水搅打成汁，再将汁液倒入杯中即可。

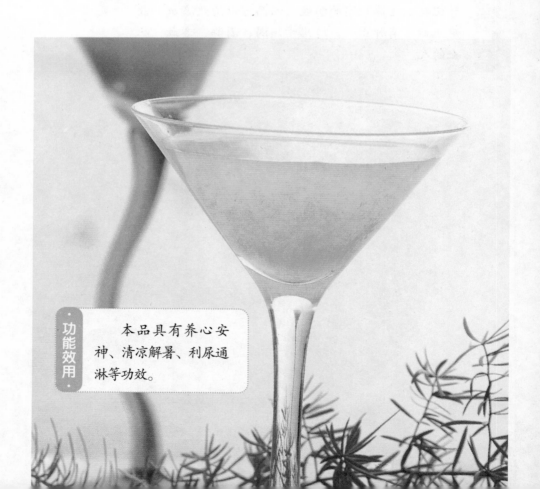

· 功能效用 ·

本品具有养心安神、清凉解暑、利尿通淋等功效。

糕点小吃

藕楂泥

材料准备

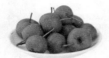

鲜山楂5枚

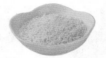

藕节粉适量

白糖适量

○ 制作方法

①鲜山楂洗净，去皮去核，用刀切成小块。 ②山楂块放进锅中，煮熟后，用纱布过滤，取汁，加入藕节粉中。③依个人口味加少许白糖调味，拌匀即可食用。

· 功能效用 ·

本品能消食化积，主治小儿因贪吃油腻而引起的腹泻，但注意不要过量食用。

益母草

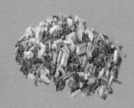

食材档案

【别　　名】益母艾、红花艾、野天麻。

【性味归经】性微寒，味辛、苦；归心包、肝、膀胱经。

【功效主治】活血调经、利尿消肿、清热解毒。主治月经
　　　　　　不调、难产、胞衣不下，水肿尿少，疮痈肿毒。

【适宜人群】月经不调、痛经患者。

【忌用人群】阴虚血少者，孕妇。

【配伍须知】与当归、川芎、乳香等同用，可治疗产后恶
　　　　　　露不尽、瘀滞腹痛等症。

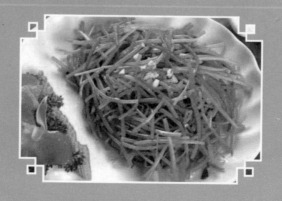

餐桌上的营养菜式

粥

益母红枣粥

材料准备

益母草嫩茎叶20克，红枣10枚，大米100克，盐适量。

○ **制作方法**

①大米洗净泡发；红枣去核，切成小块；益母草嫩茎叶洗净切碎。②大米入锅，加适量清水煮开。③放入红枣煮至粥呈浓稠状，下入益母草嫩茎叶，调入盐拌匀即可。

功能效用

益母草嫩茎叶含有蛋白质、碳水化合物等多种营养成分，具有活血、祛瘀、调经、消水的功效。益母草嫩茎叶、红枣与大米同煮为粥，能活血化瘀、补血养颜，可以治疗妇女月经不调、痛经等症。

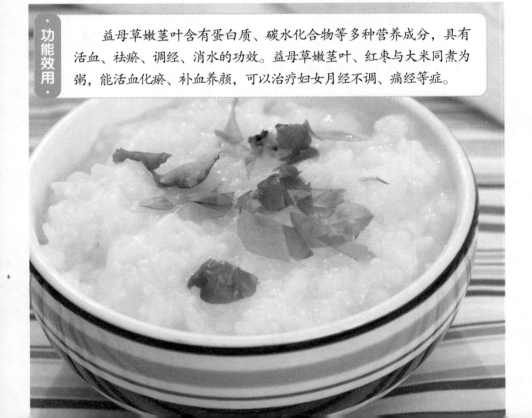

益母草粥

材料准备

粳米100克

益母草50克

白糖适量

葱少许

○ 制作方法

①益母草用清水冲洗干净，然后将其放入锅中煎煮，煎好后去渣留汁备用；葱切葱花。②粳米淘洗干净，与煎好的药汁一同入锅煮粥。③煮好时加入白糖和葱花，调匀即可。

· 功能效用 ·

此粥能活血化瘀，适合血瘀所致的产后恶露不绝、月经不调、痛经、水肿等症。

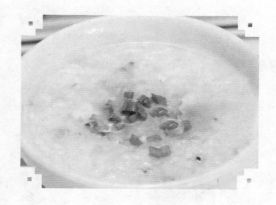

菜肴

蒜蓉益母草

材料准备

益母草 200克，蒜10克，彩椒 20克，青芥辣5克，食用油、盐、白糖各适量，麻油、花生油各5克。

○ 制作方法

①益母草洗净去根切小段；蒜去皮剁末；彩椒切细丝。②锅置火上，注入适量清水，加入食用油、盐、白糖，待水沸，下入益母草焯一下，捞出沥干水分，装入碗中。③调入青芥辣、蒜末、盐、麻油、花生油拌匀，装入盘中，再撒上彩椒丝即可。

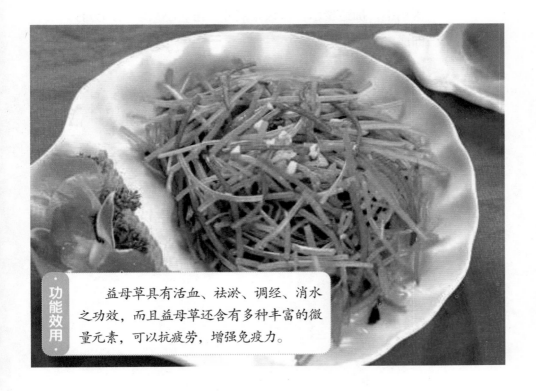

·功能效用·

益母草具有活血、祛淤、调经、消水之功效，而且益母草还含有多种丰富的微量元素，可以抗疲劳，增强免疫力。

汤羹

益母土鸡汤

材料准备

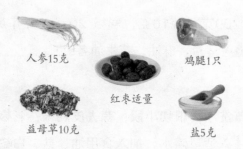

人参15克

红枣适量

鸡腿1只

益母草10克

盐5克

制作方法

❶人参、红枣、益母草均洗净，人参切片；鸡腿剁块，放入沸水中汆烫后捞出，洗净。❷鸡腿块和人参片、红枣、益母草放入锅中，加适量水，以大火煮开，再转小火续炖25分钟，加盐即成。

·功能效用·

本品可以活血化瘀、缓中止痛、调经，适合月经不调、经色淡、量少，并伴神疲乏力、面色苍白的患者食用。